困ったときに **SEOAP** で解決

有床義歯
トラブルシューティング

編集

河相安彦
水口俊介
大久保力廣
横山敦郎

永末書店

執筆者一覧

編集

河相安彦 日本大学松戸歯学部　有床義歯補綴学講座 教授

水口俊介 東京医科歯科大学大学院　医歯学総合研究科　高齢者歯科学分野 教授

大久保力廣 鶴見大学歯学部　有床義歯補綴学講座 教授

横山敦郎 北海道大学大学院歯学研究院　口腔医学部門
口腔機能学分野口腔機能補綴学教室 教授

執筆者（五十音順）

阿部　實 矢口記念 大森ユニオン歯科 院長、鶴見大学歯学部　有床義歯補綴学講座 臨床教授

飯島守雄 日本大学松戸歯学部　有床義歯補綴学講座 准教授

伊藤誠康 日本大学松戸歯学部　有床義歯補綴学講座 専任講師

大久保力廣 鶴見大学歯学部　有床義歯補綴学講座 教授

大久保昌和 日本大学松戸歯学部　有床義歯補綴学講座 専任講師

金澤　学 東京医科歯科大学大学院　医歯学総合研究科　高齢者歯科学分野 助教

亀田行雄 医療法人Ｄ＆Ｈ　かめだ歯科医院 院長

河相安彦 日本大学松戸歯学部　有床義歯補綴学講座 教授

河村　昇 鶴見大学歯学部　歯科技工研修科 主任

木本　統 日本大学松戸歯学部　有床義歯補綴学講座 准教授

小出恭代 日本大学松戸歯学部　有床義歯補綴学講座 助手

後藤まりえ 北海道大学病院　咬合系歯科義歯補綴科 助教

齋藤正恭 北海道大学大学院歯学研究院　口腔医学部門
口腔機能学分野口腔機能補綴学教室 准教授

坂口　究 北海道大学大学院歯学研究院　口腔医学部門
口腔機能学分野口腔機能補綴学教室 助教

佐藤佑介 東京医科歯科大学大学院　医歯学総合研究科　高齢者歯科学分野 助教

佐藤洋平 鶴見大学歯学部　有床義歯補綴学講座 講師

新保秀仁 鶴見大学歯学部　有床義歯補綴学講座 助教

鈴木恭典 鶴見大学歯学部　有床義歯補綴学講座 講師

髙山慈子 鶴見大学歯学部　有床義歯補綴学講座 准教授

永田省藏 医療法人 永田歯科クリニック 院長

野谷健治 札幌徳洲会病院歯科、札幌北ビル歯科クリニック

堀内留美 北海道大学病院　咬合系歯科義歯補綴科 助教

前畑　香	ナカエ歯科クリニック 院長、神奈川歯科大学 非常勤講師
松丸悠一	医療法人社団武蔵会　コンフォート入れ歯クリニック、 日本大学松戸歯学部 兼任講師
三浦英司	鶴見大学歯学部　有床義歯補綴学講座 講師
水口俊介	東京医科歯科大学大学院　医歯学総合研究科　高齢者歯科学分野 教授
村石絵麻	鶴見大学歯学部　有床義歯補綴学講座 助教
谷田部優	千駄木あおば歯科 院長、 東京医科歯科大学大学院　医歯学総合研究科　部分床義歯補綴学分野 臨床教授
山本　悟	北海道大学大学院歯学研究院　口腔医学部門 口腔機能学分野口腔機能補綴学教室 助教
横山敦郎	北海道大学大学院歯学研究院　口腔医学部門 口腔機能学分野口腔機能補綴学教室 教授

はじめに

　有床義歯の調整に困っていませんか？　患者さんの主訴の解決に手間取り、泣いていませんか？　いつになっても義歯の調整は大きな命題です。補綴専門医として 30 年経験してきた私たちも、この命題に悩まされながら取り組んでいます。そう、有床義歯の調整は簡単ではありません。

　なぜ、難しいのでしょう？　それは患者さんの主訴を聴き出し、問題解決に至るまでに超えなければいけないハードルがいくつもあって、そのハードルを一つ一つ整理しながら行う考え方や実際の方法を、大学であまり教えてこなかったからではないでしょうか。ではそのハードルとは何でしょう？振り返り、まとめてみましょう。

　まず、患者さんの主訴や問題点を聴かない先生はいないですよね。親身になってよく聴かれていると思います。しかし、それだけで問題の解決までつながるでしょうか？　難しいですよね。ここで「**第1のハードル**」が出てきます。そのハードルは患者さんの主訴や問題を引き起こしている原因を、補綴学で非常に重要な要素、全部床義歯では「維持・支持・安定」、部分床義歯では「支持・把持・維持」のどこに問題がありそうなのか？　に結びつけることができるかにあります。患者さんの言葉を通して、専門的な要素に翻訳ができるのかということです。「**第2のハードル**」はこれらの要素に問題があるのかどうかを、確認する検査法を適切に選択して、実施することができるのか？　にあります。「**第3のハードル**」は、検査を実施して、その結果を正確に読み取ること、また解釈ができるのか？　です。そして「**第4のハードル**」は検査の結果を統合して、患者さんの主訴や問題を引き起こしている原因を診断できるのか？　そして、診断に基づき問題解決につながる治療計画を立案できるのか？　です。これらのハードルを整理するツールは問題解決型診療録の記載に際して用いられる SOAP です。でも、実際は SOAP だけでは途中の流れが途切れてしまうので、本書では「第2のハードル」である「検査（E）」を加え、「SEOAP」を使います。

　本書ではまず、Chapter 1 で「SEOAP 思考の基礎」、「第1のハードル」である「有床義歯における患者の訴え：聴きだすポイント正確な解釈」、「第2のハードル」である「有床義歯における検査：主訴に応じた診察と検査法」、「第3と第4のハードル」である「有床義歯における検査結果と適切な解釈と治療計画」について概説していきます。そして Chapter 2 では実際の症例における主訴を基点とし、これらのハードルを順序立てて、いかに超えて行けばよいのかを「SEOAP」に沿って提示して行きます。

　「SEOAP」思考に基づき示した症例が、目の前の患者さんの問題解決の手助けになれば幸いです。

2018 年 2 月　編集者一同

困ったときに **SEOAP** で解決

有床義歯トラブルシューティング
もくじ

Chapter 1　有床義歯のトラブルに必要な基礎知識　　　　1

1 有床義歯における調整の基本：
「SEOAP」と問題リストでトラブル解決！　　　　　　　　河相安彦　2

主訴（Subjective）　　　　　　　　　　　　　　　　　　　　　　　　　　3

検査（Examination）　　　　　　　　　　　　　　　　　　　　　　　　　4

検査結果・客観記録（Objectives）　　　　　　　　　　　　　　　　　　　6

評価・診断（Assesment）　　　　　　　　　　　　　　　　　　　　　　　7

治療計画（Plan）　　　　　　　　　　　　　　　　　　　　　　　　　　　8

2 有床義歯における患者の訴え：聴きだすポイント・正確な解釈　　　11

1　部分床義歯　　　　　　　　　　　　　　　　　　　　　横山敦郎　11

2　全部床義歯　　　　　　　　　　　　　　　　　　　　　河相安彦　12

3 有床義歯における検査：主訴に応じた診察と検査法　　　14

1　部分床義歯　　　　　　　　　　　　　　　　　　　　　大久保力廣　14

2　全部床義歯　　　　　　　　　　　　　　　　　　　　　河相安彦　16

コラム　口腔底の上下の動きが著しく辺縁封鎖ができなかった症例　　　水口俊介　20

4 有床義歯における検査結果の適切な解釈と治療計画および治療例　　　21

1　部分床義歯　　　　　　　　　　　　　　　　　　　　　大久保力廣　21

2　全部床義歯　　　　　　　　　　　　　　　　　　　　　河相安彦　23

Chapter 2　主訴に応じた診察（全部床義歯）　　　河相安彦　27

1 維持にかかわる診察項目と検査法　　　　　　　　　　　　28

1　口腔内の診察　　　　　　　　　　　　　　　　　　　　　　　　　　28

2　義歯の検査　　　　　　　　　　　　　　　　　　　　　　　　　　　32

2 支持にかかわる診察項目と検査法　　　　　　　　　　　　38

1　口腔内の診察　　　　　　　　　　　　　　　　　　　　　　　　　　38

2　義歯の検査　　　　　　　　　　　　　　　　　　　　　　　　　　　39

v

3 安定にかかわる診察項目と検査法 41

義歯の検査 41

Chapter 3　全部床義歯における高頻度プロブレムと問題解決　　45

1 口を開けると上の入れ歯が外れる .... 金澤　学　46

2 下の入れ歯が浮き上がる .... 金澤　学　48

3 食事をすると上の入れ歯が落ちてくる .... 亀田行雄　50

4 食事をすると下の入れ歯が浮き上がる .... 佐藤佑介　52

5 食事をすると痛くて食べられない .... 水口俊介　54

6 歯ぐきが全体的に痛い .... 前畑　香　56

7 噛めない、噛み切れない（力が入らない） .... 佐藤佑介　58

8 食事をすると上の入れ歯が動く .... 河相安彦・木本　統　60

9 下の入れ歯が動く .... 河相安彦・木本　統　62

10 見た目が悪い .... 河相安彦・木本　統　64

11 老け顔になっている .... 松丸悠一　66

12 頬と舌を咬む .... 河相安彦・木本　統　68

13 気持ちが悪い（嘔吐感） .... 河相安彦・小出恭代　70

14 入れ歯が割れた .... 河相安彦　72

15 唇がしびれる .... 亀田行雄　74

16 しゃべりにくい .... 河相安彦・木本　統　76

17 食事をすると食べ物が入る .... 水口俊介　78

　コラム　下顎位が安定しないため、フラットテーブルの治療用義歯で改善を試みた症例 .... 河相安彦　80

Chapter 4 　主訴に応じた診察（部分床義歯）　81

1 支持にかかわる診察項目と検査法 　　　横山敦郎　82

2 把持にかかわる診察項目と検査法 　　　大久保力廣　88

   1　義歯床面積　88

   2　支台歯と義歯の接触　88

   3　ガイドプレーン　88

   4　最大限の把持を得るための対策　89

コラム　すれ違い咬合の部分床義歯症例 　　　横山敦郎　91

3 維持にかかわる診察項目と検査法 　　　横山敦郎　92

コラム　義歯の相互回転の抑制に困難をきわめたすれ違い咬合症例 　　　大久保力廣　94

Chapter 5 　部分床義歯における高頻度プロブレムと問題解決　95

1 義歯がゆるい・すぐ外れる 　　　横山敦郎・山本　悟　96

2 義歯ががたがたする・動く 　　　伊藤誠康　98

3 食べ物が入る 　　　横山敦郎・後藤まりえ　100

4-1 噛むと痛い（レスト） 　　　横山敦郎・齋藤正恭　102

4-2 噛むと痛い（義歯床） 　　　横山敦郎・齋藤正恭　104

5 よく噛めない（力が入らない） 　　　横山敦郎・堀内留美　106

6 義歯の安定が悪い 　　　横山敦郎・坂口　究　108

7 咬みにくい 　　　阿部　實　110

8 咬み合わせが悪くなった 　　　野谷健治　112

9 噛み切れない 　　　大久保昌和　114

10 しゃべりにくい 　　　谷田部優　116

11 頬や舌を咬む 　　　永田省藏　118

12	見た目が悪い（クラスプの金属色）	大久保力廣・新保秀仁	120
13	見た目が悪い（咬合平面）	大久保力廣・三浦英司	122
14	前歯部人工歯排列の不調和	大久保力廣・佐藤洋平	124
15	気持ちが悪い	横山敦郎	126
16	バネが折れた	大久保力廣・村石絵麻	128
17	入れ歯が割れた	大久保力廣・髙山慈子	130
18	増歯修理	大久保力廣・鈴木恭典	132
19	支台歯のクラウンが取れた・義歯に合わせたクラウン	大久保力廣・河村　昇	134
20	義歯を装着するスペースがない	飯島守雄	136

索引　138

Chapter 1

有床義歯のトラブルに
必要な基礎知識

Chapter 1

有床義歯における調整の基本：「SEOAP」と問題リストでトラブル解決！

あなたが製作した全部床義歯や部分床義歯を装着した患者さんが、「入れ歯の調子が悪い」とのことで連絡があり、調整目的で来院する予約が入りました。そんなとき「どんな問題を訴えるのだろうか？」と非常に気がかりですよね。義歯の製作は順序立てて行うので、問題なく進む場合が多いのですが、調整となるとそううまく行くとは限りません。

このようなトラブルへの対応と調整方法は先生によって、まちまちかもしれませんが、間違いないのは、トラブルの「どこに原因があって」、「その原因をどうやって確認して」、「原因を推定または明らかにして」、「どのように解決策を考えるか」、という流れを「根拠をもって行う」ことではないでしょうか？

本書では根拠の積み重ねをサポートするツールとして、「SEOAP」（表1）とプロブレムリストを用います。Chapter 4と5における症例の提示は、主訴【S】を基点に「SEOAP」に則り、S→E→O→A→Pの順にプロブレムリストを作成し、解決を図った実際の症例を提示します。なぜ「SEOAP」と「プロブレムリスト」なのでしょうか？それはS→E→O→A→Pの思考に基づいて、トラブル解決への道筋が、「段階的に順序立てて練られているか？」「思考のつながりが途中で分断されていないか？」「最終的な治療計画が問題解決に役立つ計画になっているか？」を視覚的に確認し振り返ることが、本人のみならず、複数の人とも共有できる利点があるからです。

筆者の教育現場では、臨床実習で旧義歯にプロブ

表1　有床義歯の SEOAP の要点と注意点

SEOAP		要点	注意
S S: Subjective	患者の主観	患者さんの主訴。問題点。他にも医師から見た問題点が含まれることがある。	主訴は補綴的な解釈ができるよう、具体的に開かれた質問や閉ざされた質問を用いて聴きだす。特に安静時に起こるのか機能時に起こるのかは、必ず聴く必要がある。 たとえば、「入れ歯が外れる」という患者さんの訴えだけでは解釈には不十分。もう一歩踏み込んで聴き出し、「何もしないときでも外れる、あくびをすると外れる」は→維持の問題、「食事をするとき外れる」は→維持に加え、安定の問題となる。 → Chapter 1 -section 2
E E: Examination	検査	**S** を引き起こしている原因を判定するため選択すべき検査	検査は、主訴から解釈した補綴的問題に対応する単独または複数の必要最小限の検査をまず行い、必要に応じて追加する。 → Chapter 1 -section 3、Chapter 2
O O: Objectives	検査結果 （客観記録）	**E** で実施した検査の結果	検査結果は、客観的に記録をする。このとき一つの検査から一つ以上の検査結果（客観記録）が記録されることが重要。また、検査結果は異常な結果のみでなく、正常な結果も記載するようにする。 → Chapter 1 -section 4、Chapter 3
A A: Assesment	評価・診断	検査の結果を統合して、**S** を引き起こしている原因の評価・診断	検査から得られた客観記録を総合して、**S** で聴きだした問題の原因を評価し、診断する。そのとき、治療計画が立案できるよう、なるべく複数の診断の可能性を具体的に列挙する。
P P: Plan	治療計画	**A** の評価・診断に基づき考えられた治療計画	あくまで、**S** が解決できると考えられる治療計画を具体的、かつ処置の順次性に留意して立案する。 → Chapter 1 -section 4、Chapter 3

レムを抱え、新義歯の製作を希望している無歯顎および部分無歯顎患者を臨床実習のグループ単位で担当をしています。そして初診時のカンファランスでは、旧義歯のプロブレムについて、この「SEOAP」と「プロブレムリスト」を活用して討議をしています。そうすると、教員も学生も、解決策の過不足の確認と共有ができ、より効果的に治療計画の立案へのプロセス学習が可能となることを実感します。また、実際の臨床の現場では、多職種の連携にも有用ではないでしょうか。実際のプロブレムリストを提示しながら解説を加えて行きたいと思います。

主訴 (Subjective)

スタートはさまざまなトラブルを含んだ「主訴」です。患者さんの主観的な訴えをとにかくよく聴き出すことが問題解決の大きな足がかりです。プロブレムリストの【S】には患者さんの訴えのほかに、ときに医師からみた問題点が含まれる場合がありますが、本書では、あくまで Patient Oriented System を基本に考え、解決すべきは患者の主訴を基点に、実際の症例に沿いながら解説を加えていきます。

主訴は「患者言語」であり、ときとして「解釈モデル」であることがあります。したがって、この言語を、義歯の「補綴学的な言葉」として翻訳し、問題点への補綴的な解釈（主に「維持の問題」・「支持の問題」・「把持・安定の問題」）ができるよう、開かれた質問や閉ざされた質問を用いて具体的に聴きだすことがポイントになります。特に「安静時や非機能時（主に食事をしていないときや審美的な問題など）のトラブルが起こっているのか？」「義歯が機能しているとき（主に食事をしているとき）にトラブルが起こっているのか？」は、意図して聴き出す必要があります。

たとえば、「入れ歯が外れる」という患者さんの訴えだけでは解釈には不十分です。理由は前述のとおり、非機能時の問題なのか、機能時の問題なのかが不明なため、その先の補綴的な解釈ができないからです。ですから、もう一歩踏み込んで聴き出し、たとえば「何もしないときでも外れる。あくびをすると外れる」と言うのであれば「維持の問題」であり、「食事をするとき外れる」と言うのであれば「維持の問題」に加え「安定の問題」となり、次の検査を多くの選択肢から絞り込むことができます。また、目的を明らかにした検査を行うことになります。

症例

有松 義子さん（仮名）は 81 歳の女性、主訴は「下の入れ歯の調子が悪くて、痛い」と「硬い物を噛もうとすると痛くて噛めない」とのことです。約 2 年前に胃癌の手術を行い、10kg 体重が減少したとのこと、「手術前は義歯が合っていた」のに、手術後合わなくなり、「上あごの左側の歯肉が痛く、噛み合わせると前歯が強く当たる」とも訴えています（**図1**）。顔貌（**図2**）と口腔内（**図3**）を別に示します。

ここでの主訴は「痛い」と「噛めない」と言うことです。つまり、食事のときを含めて痛みや咀嚼困難を訴えているわけですから、「機能的な状態」と考えてよいと思われます。補綴的な解釈は、「維持」および「安定」の問題を有する義歯と考えられます。また、痛みに関しては床の被覆面積が不足することによる咀嚼圧の集中も考えられるので「支持」の問題も併せて確認する必要があると考えられます。また「噛めない」ということに対して、「咀嚼筋の機能低下」に対する診察も必要になると思われます。

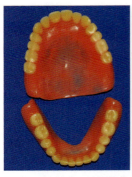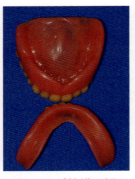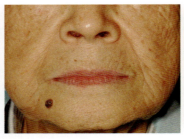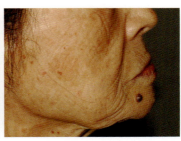

図1　装着中の義歯咬合面観および粘膜面観

図2　義歯装着時の正貌と側貌

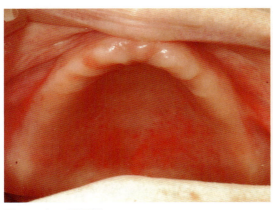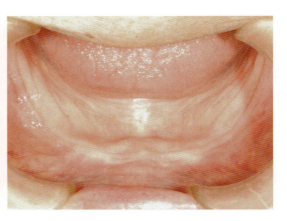

図3　上下顎顎堤

E　検査（Examination）

　患者の主訴を聴き出し、補綴的な解釈が推測できれば、次は「検査」を選択します。すでに述べたように、患者の主観的な問題を引き起こしている原因を診断するための検査は、補綴的な解釈に基づいて適切に選択され、高い精度で実施されることが求められます。選択される検査は一つとは限りません。たとえば、維持の検査であれば、義歯の複数の箇所（全部床義歯であれば、床粘膜面、義歯床縁、咬合関係など。部分床義歯であれば、義歯床の適合、維持装置など）の検査が必要になります。まず、必須の検査を選択して行います。そして、必要に応じてさらなる検査を追加することを考慮します。詳細は、Chapter 2 および 4 を参照ください。適切な検査を実施して結果が得られたら、主観を排し、客観的な検査結果「客観記録（Objectives）」を記録します。

　症例

　有松　義子さん（仮名）の主訴は「下の入れ歯の調子が悪くて、痛い」と「硬い物を噛もうとすると痛くて噛めない」ということで補綴学的に装着中の総義歯の「維持」および「安定」に問題があると解釈しました。また、痛みについては、義歯床の被覆面積が不足することによる咀嚼圧の集中も考えられるので「支持」の問題も併せて確認する必要があると考えられます。したがって、義歯の問題点としては維持に関連する構成要素（義歯床粘膜面の適合、床縁形態、咬合関係）の適否に関する検査をまず行います。また、安定に関する検査（片側性の咬合平衡における安定）に加え、支持域の適性を判定する検査を加えます。

有松 義子さんの主訴に沿ってプロブレムリストを整理して、【E】検査を確認しましょう。

表2　主訴の補綴学的解釈とその検査

Ⓢ 主訴（問題点）	Ⓔ 検査
下の入れ歯の調子が悪くて、痛い（維持・安定）。	義歯の検査【維持】 ① 粘膜面適合検査（図4、5） （ホワイトシリコーンなど） ② 辺縁の検査（図4） ③ 義歯床研磨面の検査（図5）
	義歯の検査【安定】 ① 片側性咬合平衡の検査 （排列位置の適否検査）（図6） ② 咬合検査（図7、8）
硬い物が噛めない。 上あごの左側の歯肉が痛く、噛み合わせると前歯が強く当たる。 （支持）	義歯の検査【支持】 ① 局所的加圧箇所の検査 （PIP など） ② 義歯床下面積の検査（図4）
硬い物が噛めない。 （その他）	① 下顎位の変化の診察（図2） ② 咬合高径（低位咬合など）の診察（図2） ③ 床下粘膜の被圧縮度の診察

「維持」の検査として義歯にある3つの維持機構（義歯床粘膜面、義歯床辺縁、義歯床研磨面）の検査を最初に考えます。まず、①「義歯床粘膜面の適合度」：義歯床で被覆される粘膜と義歯床粘膜面の間の層は微少であるほど維持力が発揮されます。したがって、ホワイトシリコーン等を用いた適合度を確認する検査を行います。続いて、②「義歯床辺縁の検査」は辺縁の封鎖性に加え、床辺縁の形態（長さ、厚み）が適正であるかの検査を行います。①のホワイトシリコーンなどを用いた適合度の検査と同時に行うことが可能です。さらに、③「義歯床研磨面」の検査は、特に下顎における、頬筋・口輪筋と舌筋の筋圧維持が有効に利用できている形態になっているかを確認します。口腔内を直接視診して、舌や頬筋との調和がとれているかを確認し、ホワイトシリコーン等を用いて、より客観的に検査を行います。

「安定」の検査は、咀嚼運動中に、①上下顎の歯が接触していない状態で、食物が介在したときに義歯が安定しているか（片側性咬合平衡）、②咀嚼の咬合相における咬合干渉により義歯が安定を損なわれていないか（両側性平衡咬合）を確認します。片側性咬合平衡は、上下臼歯部を片側ずつ人差し指で指圧し、反体側から義歯が離脱しないかを確認します。これは、臼歯部の排列位置が、頬舌的に適切かを判定する検査です。

「支持」の検査は「痛み」と「硬いものが噛めない」に対する検査です。痛みの原因としては、①もともと、義歯床の支持域が不足しており、義歯そのものに咀嚼時の負担能力が足りない場合、②顎堤の局所的な吸収で咀嚼圧を均等に分散できず、偏在して局所で圧を受動している場合が考えられます。①については維持における床縁の検査で、義歯床の被覆範囲の適性度を確認できます。また、②局所的な負担圧の偏在に伴って、口腔内にびらんまたは潰瘍が形成されている場合が多く、その箇所と、義歯の該当箇所を同定する検査を行います。

【その他】機能的な問題に対する検査として、人工歯の咬耗に伴う下顎位の変化や咬合高径の低下はないのか、また、粘膜の被圧縮度を含めた生体側の機能圧に対する負担能力の検査も追加します。

O 検査結果・客観記録（Objectives）

　検査によって得られた結果は、主観を排し、客観的な記録として記載をします。ここで重要なのは「一つの検査から、一つ以上の検査結果（客観記録）が記録される」ことです。また、検査結果は「異常な結果のみでなく、正常な結果も記載する」ようにしてください。この後に続く「診断・評価」のステップで、主訴の原因を評価・診断するときに、正常な結果も取り入れて評価と考察しないと、真の問題や原因が鑑別できなくなるからです。また、検査と関連のない所見を記載しないようにしてください。もし、そのような所見が必要であれば、検査の選択に漏れがあることになるので、リストを振り返り、検査の選択に過不足がないかどうかを再度確認しましょう。

【症例】

　有松 義子さんの検査結果と写真を示します。

表3　実施した検査に対する検査結果

S 主訴（問題点）	E 検査	O 検査結果・客観記録
下の入れ歯の調子が悪くて、痛い（維持・安定）	義歯の検査【維持】	
	① 粘膜面適合検査（図4）	①－1 上顎：口蓋正中部に加圧箇所を認める。他の粘膜面は不適合。左側前歯部床縁に加圧箇所。 ①－2 下顎：前歯部舌側に加圧箇所を認める。臼歯部は不適合。
	② 辺縁の検査（図4）	②－1 上顎：左側前歯部の床縁はやや過長。他の箇所については辺縁封鎖の低下を認める。 ②－2 下顎：右側頬小帯部および前歯頬舌側の床縁は過長。その他の箇所は辺縁が短く封鎖の低下を認める。
	③ 義歯床研磨面の検査（図5）	③－1 頬筋による筋圧の受容が不足する形態を認める。
	義歯の検査【安定】	
	① 片側性咬合平衡の検査（排列位置の適否検査）（図6）	①－1 片側の指圧により下顎義歯の反対側からの離脱を認める。 ①－2 下顎義歯の排列はパウンドラインを基準に観察すると左側臼歯部は、ほぼパウンドライン上に臼歯部舌側咬合頭が位置し、右側はやや舌側に位置している。
	② 咬合検査（図7、8）	②－1 前歯部の咬合接触を強く認める。 ②－2 臼歯部の咬耗による咬合接触不良を認める。
硬い物が噛めない 上あごの左側の歯肉が痛く、噛み合わせると前歯が強く当たる（支持）	義歯の検査【支持】（図4）	
	① 局所的加圧箇所の検査	①－1 下顎前歯部舌側に加圧箇所を認める。
	② 義歯床下面積の検査	②－1 下顎義歯はレトロモラーパッドを被覆していない。
硬い物が噛めない（その他）	【その他】	
	①下顎位変化の診察	①－1 側貌より下顎の前方偏位を認める（図2）。
	②咬合高径の診察	②－1 義歯嵌合時と安静時の咬合高径の差は、約5mm認める。人工歯の観察から上顎機能咬頭の咬耗を認める（図2）。
	③床下粘膜の被圧縮度の診察	③－1 触診より下顎被圧縮度は僅少（図3）。

chap.
1

有床義歯のトラブルに必要な基礎知識

6

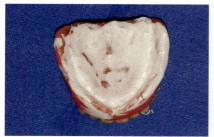

図4　粘膜面適合検査

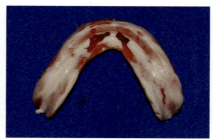

図5　下顎義歯の筋圧による生理的維持力のホワイトシリコーンによる検査

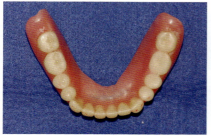

図6　下顎義歯の咬合面観

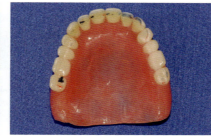

図7　咬合検査

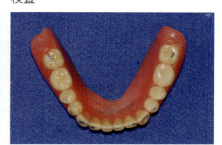

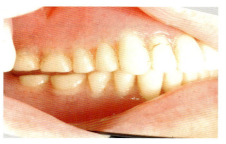
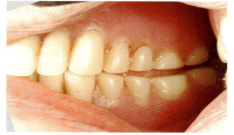

図8　嵌合位における咬合接触

A 評価・診断（Assesment）

検査の結果を統合して、主訴【S】で聴き出した患者さんの問題を引き起こしている原因を整理して、診断に結びつけるステップになります。この段階では、問題を解決できる具体的な治療計画が立案できるよう、多角的な考察を具体的に記載し、診断につながるようにしましょう。ここでありがちなのが、単純に「病名」、たとえば「義歯不適合」や「咀嚼障害」などをあてることです。このような病名を記載すると、次の「治療計画」の立案で、具体性に欠け、つながりのない治療計画になってしまいがちです。繰り返しになりますが、客観記録を多角的かつ具体的に評価し、主観を排した診断につなげるのが重要な点です。

症例

有松　義子さん（仮名）の検査結果から、主訴（下の入れ歯の調子が悪くて、痛い、硬いものが噛めない）は以下のことが原因ではないかと考察しました。

1. 義歯床粘膜面
   ① 上下顎ともに不適合、維持の低下を引き起こしている。
   ② 粘膜面不適合による加圧箇所を認め、びらんと潰瘍を形成している。
   ③ 粘膜面不適合による支持域が不足しており、咀嚼圧の適正配置が不良。
   ④ 下顎粘膜面不適合による臼歯部への圧による安定不良。

2．義歯床辺縁
　　　① 辺縁の短い箇所を認め、陰圧の維持が困難。
　　　② 辺縁の長い箇所を認め、筋機能による維持不良が起こる。
　　3．義歯床研磨面
　　　① 研磨面形態が筋圧を受容するのに不適切。
　　4．咬合高径
　　　① 臼歯部の咬耗による前歯部接触のみの咬合。
　　　② 咬合高径の低下（前歯部で約3mm）に伴う下顎の前方偏位。

表4　検査結果に基づく主訴を引き起こしている原因の評価

S 主訴（問題点）	**E** 検査	**O** 検査結果・客観記録	**A** 評価・診断
下の入れ歯の調子が悪くて、痛い（維持・安定）	義歯の検査【維持】		
	① 粘膜面適合検査	①－1 上顎：口蓋正中部に加圧箇所を認める。他の粘膜面は不適合。左側前歯部床縁に加圧箇所。 ①－2 下顎：前歯部舌側に加圧箇所を認める。臼歯部は不適合。	①－1）上下顎ともに義歯の粘膜面は不適合であり、唾液層が厚く吸着による維持が低下している。 →粘膜面適合の改善を要する。
	② 辺縁の検査	②－1 上顎：左側前歯部の床縁はやや過長。他の箇所については辺縁封鎖の低下を認める。 ②－2 下顎：右側頬小帯部および前歯頬舌側の床縁は過長。その他の箇所は辺縁が短く封鎖の低下を認める。	②－1）辺縁が短く封鎖が困難な箇所を認め、陰圧形成の維持が困難。→床縁形態の修正を常温重合レジンなどで行う。 ②－2）辺縁の長さが長く、筋機能との調和に欠ける箇所（上顎左側前歯部）も認める。→床縁過長部位を適正な長さと厚みに修正。
	③ 義歯床研磨面の検査	③－1 頬筋による筋圧の受容が不足する形態を認める。	③ 研磨面形態が筋圧を受容するのに不適切。 →頬筋および舌筋の維持力を高める形態に修正。
下の入れ歯の調子が悪くて、痛い（維持・安定）	義歯の検査【安定】		
	① 片側性咬合平衡の検査（排列位置の適否検査）	①－1 片側の指圧により下顎義歯の反対側からの離脱を認める。 ①－2 下顎義歯の排列はパウンドラインを基準に観察すると左側臼歯部は、ほぼパウンドライン上に臼歯部舌側咬合頭が位置し、右側はやや舌側に位置している。	① 臼歯部の指圧による安定不良を認めるが、下顎臼歯部の排列位置に特記すべき問題を認めない。 →安定の不良は義歯の不適合および床縁の不備による可能性
	② 咬合検査	②前歯部の咬合接触を強く認める。	②－1）臼歯部の咬合接触の消失による咬合時の義歯の安定低下が考えられる。→臼歯部の咬合再構成を要する。

P 治療計画（Plan）

　【A】（評価・診断）に基づき、患者の主訴を解決する治療計画を立案します。治療計画を立案する前にここでプロブレムリストを【S】から【P】まで順に確認し、しっかりと連携がとれているかを確認をしたうえで、【S】が解決できると考えられる治療計画を具体的、かつ処置の順次性に留意して立案します。

症例

有松 義子さん（仮名）の主訴に対する考察から、義歯の形態の修正、咬合の修正を行った後に最終的に粘膜面の不適合を改善することが目標になります。以下のような順番で治療計画を立案しました。

① びらんや潰瘍を形成している原因（義歯床内面）を確認し、削除する。
② 義歯床縁の長い箇所をホワイトシリコーンで検査して修正する。
③ 義歯床縁の短い箇所の修正を模型上で行う、目的で片顎ずつピックアップ印象を行う。
④ 印象から模型を製作し、常温重合レジンで床縁の短い箇所の修正を行う。
⑤ 義歯床縁の修正後、研磨面形態を可及的に修正する。
⑥ 口腔内で義歯床縁形態の適性をホワイトシリコーンで確認する。
⑦ 修正義歯を用いて咬合挙上（前歯部で3mm）を伴う咬合採得を行う。

以上のように、一つの症例の問題点を解決するための流れを「根拠をもって行う」ことを主眼にSEOAPおよびプロブレムリストでまとめてみました（**表5**）。繰り返しになりますが、治療計画を立案したら、リストをたどり、主訴が解決する計画になっているか、実現できそうか、臨場感をもって振り返ることをぜひ行ってください。

ここでは旧義歯の問題を解決する思考のモデルケースとして、プロブレムリストを提示しました。患者とのコンセンサスで、旧義歯は処置を行わず、新義歯製作にあたり上記の治療計画が反映されるよう製作し、主訴の解決につなげました（**図9、10**）。

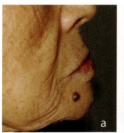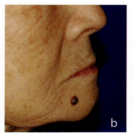

図9　旧義歯（a）、新義歯（b）の側貌

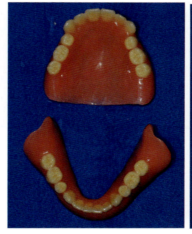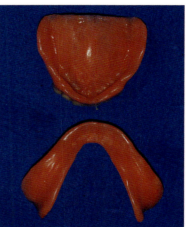

図10　新義歯の咬合面観および粘膜面観

表5　完成された「SEOAP」に基づくプロブレムリスト

S 主訴（問題点）	E 検査	O 検査結果・客観記録	A 評価・診断	P 治療計画
下の入れ歯の調子が悪くて、痛い（維持・安定）	**維持の検査** ① 粘膜面適合検査（図4）	①-1 上顎：口蓋正中部に加圧箇所を認める。左側前歯部床縁に加圧箇所。 ①-2 下顎：前歯部舌側に加圧箇所。臼歯部は不適合。	①-1 上下顎ともに義歯の粘膜面が不適合であり、→粘膜面の改善を要する。	① びらんや潰瘍を形成している原因（義歯床内面）を確認し、削除調整する。
	② 辺縁の検査（図4）	②-1 上顎：左側前歯部の床縁はやや過長。他の箇所については辺縁封鎖の低下を認める。 ②-2 下顎：右側頬小帯部および前歯部頬舌側の床縁は過長。その他の箇所は辺縁が短く封鎖の低下を認める。	②-1 辺縁が短く封鎖が困難な箇所。形成との調和に欠ける箇所（上顎左側前歯部）も認める。→床縁過長部	② 義歯床縁の短い箇所をワイトシリコーンで検査して修正する。
	③ 義歯研磨面の検査（図5）	③-1 頬筋による筋圧の受容が不足する形態を認める。	③ 研磨面形態が筋圧を受容するのに不適切。→頬筋および舌筋の維持力を高める形態に修正する。	③ 義歯床縁の短い箇所の修正を行う模型上で片顎ずつピックアップ印象から模型を製作し、常温重合レジンで床縁の短い箇所の修正を行う。
	安定の検査 ① 片側性咬合平衡の検査（排列位置の適合検査 図6）	①-1 片側の指圧により下顎義歯の反対側の離脱について認める。 ①-2 下顎義歯の排列は、ほぼパウンドライン上に臼歯部舌側咬頭が位置し、右側はやや舌側に位置している。	②-1 臼歯部の指圧による安定不良を認めるが、下顎臼歯の排列位置に特記すべき問題を認めない。→臼歯部の咬合再構成を要する。	④ 印象重合レジンを用いて修正（上顎左側前歯部）も行う。
	② 咬合検査（図7, 8）	②-1 前歯部の咬合接触を強く認める。 ②-2 前歯部の咬合接触を認める。	②-1 臼歯部の咬合接触の消失による咬合時の義歯の安定低下が考えられる。	⑤ 義歯床縁の修正後、研磨面形態を可及的に修正する。
	支持の検査 ① 局所的加圧箇所の検査	① 下顎前歯部に加圧箇所を認める。 ② 下顎義歯はレトロモラーパッドを被覆していない。	①-1 加圧箇所でびらんや潰瘍を形成する可能性あり。→床粘膜の該当部の削除。 支持域がボ不足しており咬合の適合に不備。→常温重合レジンなどで床縁の延長を行う。	⑥ 口腔内で義歯床形態の適合性をワイトシリコーンで確認し、常温重合レジンで修正を行う。
	② 義歯床下面積の検査（図4）			⑦ 修正（前歯部で3mm）を伴う上下顎義歯を咬合器に装着し、咬合採得を行う。
硬い物が噛めない（その ほか）	**【その他】** ① 下顎位の変化の診察	① 観察より下顎の前方偏位を認める（図2）。	②-1 加圧箇所の低下に伴う下顎の前方偏位。→咬合高径の低下を呈する。	⑧ 上下顎義歯を咬合器に装着し、常温重合レジンで咬合採得を行う。
	② 咬合高径の診察（図2）	② 義歯咬合時と安静時の咬合高径の差は、約5mm認める。前歯部の観察から上顎機能咬頭の咬合を認める（図2）。	②-2 咬合高径約3mmの低位咬合を呈している。→咬合再構成を行い、咬合高径の挙上を行う。	⑨ 義歯床縁の修正後、口腔内で咬合調整を行う。
	③ 床下粘膜の被圧縮度の診察	③ 下顎被圧縮度は僅少。	③ 支持圧に対する被圧能力に劣る。→可及的に下顎の支持域の確保を行う。	⑩ 上顎のリラインを行う。 ⑪ 下顎のリラインを行う。

有床義歯のトラブルに必要な基礎知識

Chapter 1

2

有床義歯における患者の訴え：聴きだすポイント・正確な解釈

1 部分床義歯

　医療面接の目的は、患者から診断と治療に必要な主訴や病歴などの情報を正確に聴き出し、患者に対して治療に関する十分な説明と教育を行うことによって、良好な信頼関係、さらには人間関係を構築することです。部分床義歯治療の医療面接においても、患者の主訴を正確に把握することは、治療を進めて行くうえで非常に重要です。そのためには、いわゆる「開放型の質問」、「閉鎖型の質問」、「中間型の質問（選択型の質問）」などをうまく組み合わせて、主訴、すなわち患者が最も困っている問題点をうまく聴き出し、正確に把握することによって、主訴が何に起因するのかを確定するために診察、さらに検査につなげる必要があります[1]。

　部分床義歯に関する主訴は、「痛い」「うまく噛めない」、「義歯が外れる、動く」「話しにくい」「割れた、こわれた」「見た目が悪い」「義歯が臭う」などさまざまであり、しかもそれらが重複している場合が多いことが特徴です。

　たとえば「痛い」は、義歯床を含めた構成要素の「支持」に問題があるのか、さらに「支持」が低いことは何に起因するのか検討することが重要です。また、「義歯が外れる」は、「維持」に問題があるのか、「把持」に問題があるのかを考える必要があり、「義歯が動く」は「支持」に問題があるのか、「維持」あるいは「把持」に問題があるのかを整理しなければなりません。そのためには、いわゆる現病歴、すなわち、それらの訴えとなる症状（「何が」）が、「いつから」、「どこで」、「どのように」生じたのかを、患者から正確に聴き出し、得られた情報を整理し、的確な診察、さらに必要な検査につなげることによって正確な診断が可能となります。また、部分床義歯装着者は比較的高齢であることが多いので、全身的な疾患に関する既往歴についても把握する必要があります。

　「痛い」、「義歯が外れやすい」を主訴に来院した患者の初診時の口腔内と義歯の写真を示します。数年前に現在の義歯を装着し、調整を受けたそうです。その後、上顎前歯の動揺、咀嚼時の粘膜の痛みが発現したため、何回か調整を繰り返しましたが変化がなく、会話時の義歯の脱離が出現したため、当科を紹介されました。顔貌は左右対称ですが、顎角の張り出しが強いこと、口唇が薄いことなどがわかりました。口腔内の診察からは、上下欠損状態がアンバランスであること（**図1**、**2**）、上顎の顎堤形態は比較的良好であること（**図1**）、義歯床の形態が欠損状態からは小さいこと（**図3**）、支台装置の適合性（特に上顎前歯）に問題があること（**図3**、**4**）、咬合面の調整痕が著しいこと（**図3**）、被蓋が深く咬合高径が低下している可能性があること（**図4**）、などがわかります。主訴である「痛い」が「咀嚼時」のものであれば、「支持」や咬合の不調和に起因することが推測されます。さらに、「支持」の問題は、「上下顎残存歯のアンバランス」や義歯床面積や支台装置などの「義歯の不適切な設計」によるものかもしれません。特に数年前に装着したときから「硬いものが噛みにくい、痛い」ということがあれば、義歯の設計に起因していることが推測され、ある程度経過した後の痛みであれば咬合面、粘膜面の「適合性」の低下による「支持」低下が原因として考えられます。また「義歯が外れやすい」は、「会話時」であれば支台装置の不適合による「維持」の低下が、「食事時」であれば「咬合の不調和」も関係するかもしれません。主訴と現病歴（主訴たる症状の経過）を正しく聴き出し、整理することによって、どのような検査（残存歯の歯周組織を含めた精査、エックス線検査、義歯適合性検査、咬合高径を含めた咬合に関する検査など）が正確な診断に必要になるのかということにつながります。

文献
1) 佐々木啓一：第5版 歯学生のパーシャルデンチャー（16章診断と治療計画 I 医療面接). 東京：医歯薬出版, 121-124, 2009.

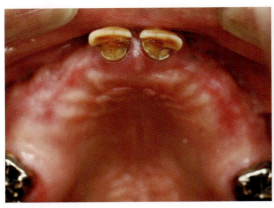
図1　上顎口腔内

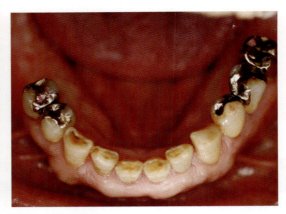
図2　下顎口腔内

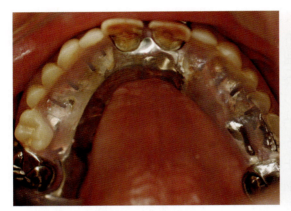
図3　上顎義歯装着時咬合面観

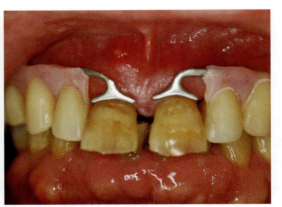
図4　上顎義歯装着時正面観

2　全部床義歯

　旧義歯、新義歯にかかわらず、患者の主訴には問題を解決するヒントが隠されており、それを聴き出すのが医療面接になります。ご存知のとおり医療面接では「開かれた質問」と「閉ざされた質問」があります。まず、患者が来院したら、先生は「どうなさいました？」と「開かれた質問」で聞き始めるのが一般的です。患者は自分の問題を話し出しますが、本人にとって一番困ったこと、たとえば痛む、外れる、見た目が悪い、違和感などを訴えると思います。大変重要な情報ですが、一方で主訴は「患者言語」であり、ときとして「解釈モデル」であることがあります。この患者の言語を、補綴学的に解釈し、適切な検査につなげるには、主に閉ざされた質問を用いて、より深く補綴学的な関連を念頭に置いて聴き出すことがポイントになります。たとえば、
　「78歳の女性。下の入れ歯の痛みを主訴として来院した。上下全部床義歯は約5年前に製作し、問題なく使用していたが最近になって使いにくくなったという」という患者さんの問題は、維持・支持・安定のどの要因なのかを絞り込むために以下のような面接を進めていきます。（赤字）内は面接に応じた歯科医師の思考です。

　医師：「どうされました？」（開かれた質問でスタート…）

　患者：「下の入れ歯が合ってなくて痛みます」（下顎義歯の痛みが主訴ですね…）

　医師：「痛むのは食事をしているときですか？それとも何もしていないときも痛みますか？」（機能時の痛みなのか非機能時の痛みなのかを聞いてみよう…）

　患者：「食事をしているときです。普段、何もしていないときは痛くありません」（機能時の疼痛ですね…）

　医師：「やわらかい食事でも痛みますか？」（どのような食事で痛むのか聞いてみよう…）

　患者：「やわらかいものは噛めます。硬いものは痛くて噛めません」（硬い食事がダメか…）

　医師：「硬いものを噛むと、入れ歯は動きますか？」（義歯の「安定」要因を聞いてみよう…）

　患者：「それは気づかないわ、多分、大丈夫」（「安

定」の問題はなさそうだ…）

医師：「いつ頃からですか？」（経過を聞いてみよう…）

患者：「2カ月前くらいでしょうか？ 顎の骨が痩せたのだと思います」（そんなに前からではないですね…顎堤吸収は解釈モデルですね…）

医師：「食事の話に戻りますが、食べ始めてすぐに痛みますか？ それとも噛みこんで行くと痛むのでしょうか？」（咀嚼のどのタイミングで痛むのかを聞いてみよう…）

患者：「噛み始めはそんなに痛くないけど、噛みこんで行くと痛くてしょうがないわ」（咀嚼サイクルの咬合相のほうが痛むのか…）

医師：「食べた物をすり潰すことはできますか？」（咬合相の問題をもう少し深く聞いてみよう…）

患者：「とても痛くてできないわ」（咬合に問題がありそう…）

医師：「上下でカチカチしたとき、入れ歯は動きますか？」（自覚的咬合感を聞いてみよう…）

患者：「カチカチすると違和感があって、言われてみれば、上の入れ歯が動くわ」（咬合に問題がありそう、それによって維持にも影響しているのかな…）

　この医療面接からは維持・支持・安定の要因のうち、安定を除く要因がこの患者の問題に強く関連することが推察できます。したがって、医療面接終了後は口腔内外の診察を行い、義歯の維持要素（床縁・義歯要粘膜面・研磨面と咬合検査）と支持要素（義歯床の適合と義歯床支持面積）などにかかわる検査を実施するようにします。このように、患者の訴えを検査につなげるポイントは、維持・支持・安定の補綴的な要因を歯科医師が意識し、問題の原因が特定できるよう絞り込み、深く聴き出す必要があります。主訴は症例によって異なり、聴き出すパターンも多彩ですが、是非、患者の問題を起点として、適切な検査につながるよう、補綴的な絞り込みを常に考えた医療面接を心がけてください。

2 有床義歯における患者の訴え：聴きだすポイント・正確な解釈

Chapter 1-3 有床義歯における検査：主訴に応じた診察と検査法

1 部分床義歯

1）維持に起因する主訴と検査

「義歯がゆるい、すぐ外れる」、「義歯ががたがたする」、「食べ物が入る」といった主訴に対しては義歯の不適合、咬合のアンバランスや義歯の動揺が疑われます。特に部分床義歯の動揺については、支持、把持、維持の3つの機能に類型し診察します。義歯が「外れやすい」場合には支台装置の維持力不足が疑われますが、義歯の偏位やクラスプの変形が原因である場合が多く、視診や適合検査により診断します（図1）。

2）支持、把持に起因する主訴と検査

「咬むと痛い」、「力が入らない」、「咬みにくい」などの主訴に対しては、支持、把持の不足や義歯の不適合、咬合接触の不良が疑われます。義歯の適合性をチェックするために適合検査が行われますが、"義歯の当たり"を推定するだけの定性的評価であれば、ペースト系の適合検査材を使用し、"当たり"を同定すると同時に削除量まで判断するためには、シリコーン系の適合検査材を使用します。また、口腔内をよく診察し、褥瘡性潰瘍や義歯性口内炎があれば、視診により部位を特定し、ヨードデンプン反応を利用して義歯床に"当たり"部位を転写します（図2）。

義歯が「安定しない」場合には、支持不足と把持不足を疑うべきです。義歯の沈下は明らかに支持力不足であり、レストの数と位置、支台歯間線を観察し義歯の動態を診察します。義歯が回転沈下するとリンガルバーの圧痕や義歯床の当たりが発現することがよくあるので、前述の「痛み」と合わせて推定します（図3）。

水平方向への動きがある場合には、把持不足が疑われるため、欠損側隣在歯と義歯との間に間隙がないかを確認します。この場合の適合検査は咬合圧下ではなく、レストを手指で圧接した状態で行います。

3）咬合に起因する主訴と検査

咬合紙や手指による咬合検査を行い、タッピングだけでなく偏心運動時での早期接触の有無を確認します。犬歯が残存している場合には、側方運動時のガイドは犬歯に負担させ、小臼歯や大臼歯は離開させます。

4）審美性に起因する主訴と検査

部分床義歯では、人工歯の色調や形態を残存歯に一致させるだけでなく、咬頭頂や歯頸線の調和を図ります。また、審美領域の支台歯に設置されたクラスプ、フック、レストは審美不良の非常に大きな原因となります（図4）。

5）破折に起因する主訴と検査

クラスプや義歯床の破折は単純に視診により診断できますが、再破折を防止するためにも原因の特定に努めます。また、明らかな破損はなくても、義歯床やフレームワークにわずかな亀裂が認められることがあります（図5）。小さい咬合力が作用しても義歯は大きくたわんでしまうため、「痛み」も同時に伴うことになります。

6）残存歯に起因する主訴と検査

残存歯に痛みが生じた場合には、エックス線検査や歯周組織検査を行うとともに、支台歯の負担や動

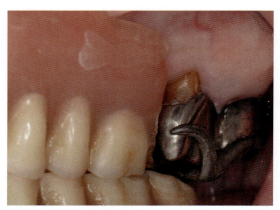

図1　上顎口腔内写真

揺、咬合接触を診察します。たとえ痛みがなくても、定期的リコールにより、歯の動揺や歯周組織の状態、歯槽骨の吸収などをよく観察し、支台歯が荷重負担になっていないかをよく診察します。

患者の断片的な訴えだけでは診断に結びつけにくいことが多くあります。いつ装着した義歯なのか、その状況はいつから始まったか、継続的なのか断続的なのか、医療面接では精度の高い診断を行うため、患者からできるだけ必要な情報を聴き出すことに努めなければなりません。

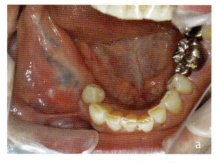
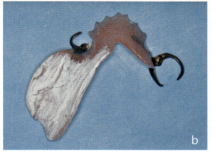
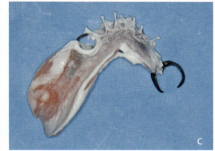
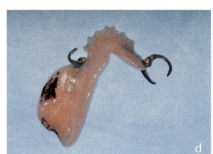

図2 （a）部分床義歯の適合性をチェックするための適合検査
（b）"義歯の当たり"を推定するだけであればペースト系の適合検査材でもよい。（c）削除量まで判断するためには、シリコーン系の適合検査材を使用する。（d）褥瘡性潰瘍や義歯性口内炎があれば、ヨードデンプン反応を利用して義歯床に"当たり"部位を転写する。

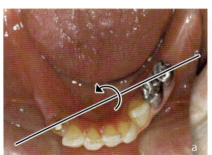
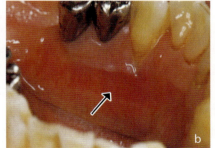
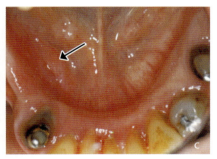

図3 （a）義歯が回転沈下すると、（b）リンガルバーの圧痕や（c）義歯床の当たりが発現することがよくあるので、前述の「痛み」と合わせて推定する。

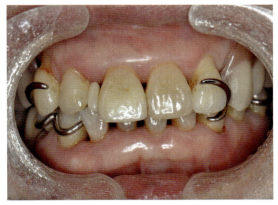

図4 審美領域の支台歯に設置されたクラスプ、フック、レストは審美不良の非常に大きな原因となる。

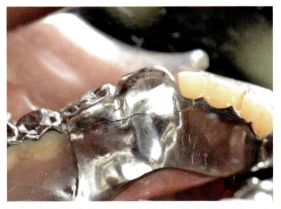

図5 明らかな破損はなくても、義歯床やフレームワークにわずかな亀裂が認められることがある。

2　全部床義歯

　有床義歯における患者の訴えは多種多様です。もちろん患者さんの生の言葉ですので、それを起点に解決を図るのですが、すでに述べたように、解決に結びつけるプロセスとして、その「生の言葉」を、「補綴学的な言葉」に翻訳する作業が必要になります。これを行わない限り、次の検査法が定まらないからです。

　たとえば、よくある主訴で、「下の入れ歯が外れる／ゆるい」があります。実はこれだけでは「補綴学的な言葉」に翻訳するには不十分で、医療面接で少し聞き込み「ゆるい」のは食事をしたときなのか？話をしているときなのか？はたまた、何もしていないときなのか？と質問します。そして「何もしていないときでも下の入れ歯がゆるい」のであれば「補綴学的な言葉」の翻訳は「維持」を中心に問題があると考え、義歯における原因を調べる検査を選択します。「食事をすると下の入れ歯が動いて食事ができない」であれば、「補綴学的な言葉」の翻訳は「維持」の原因に加え「安定」と推測し、それらを阻害している原因を調べる検査を加えます。

　このように「補綴学的な言葉」とは、全部床義歯の場合、患者の訴えを主に義歯の「維持」、「支持」または「安定」の問題とリンクさせることです。ほかにも「頬を噛む」「しゃべれない」「顔つきが不満」「音がする」など「維持」、「支持」または「安定」以外の要素も考慮すべき主訴がありますが、それらについては Chapter 4 をご覧下さい。

　さて、表3に主訴別の検査例を提示します。この表は、患者さんの訴える主訴の例に応じ、補綴的な翻訳（全部床義歯における維持、支持、安定）、それに伴い、必要と思われる検査を義歯において確認すべき検査、および生体において確認すべき検査に分けて記載をしています。次に個々について解説を加えていきます。

1）維持に起因する主訴と検査

　維持と解釈できる主訴には、「口を開けると上の入れ歯が外れる」「下の入れ歯が浮き上がる」、「あくびをすると外れる」「上の入れ歯が落ちてくる」などが挙げられます。いずれの場合も、患者は「食事をする以前に外れてしまう」点を訴えていることが想定されます。義歯が所定の位置から、全くまたは僅少な力で偏位を起こしてしまうのは、まず「維持」が悪いと解釈することとします。全部床義歯の場合、基本的に義歯の構成要素（義歯床粘膜面、義歯床辺縁、義歯研磨面、および咬合面）が維持に関する重要な役割をします。また、生体側の診察（唾液流出量や顎堤の形態など）も重要です。一般に後者の顎堤のように変化するもの、また唾液のように加齢とともに減少が考えられる事項への対応は簡単ではありません。

　維持の問題に起因する主訴の場合、義歯床の適合検査（ホワイトシリコーン、図6、7）、義歯床縁の過不足の検査（ホワイトシリコーン、図8、9）と関連して適切な義歯床の面積を有するかの検査は必須です。また、義歯床研磨面の形態も装着時の視診、ホワイトシリコーンを用いて（図10）、確認事項として行うべき事項です。咬合関係は重要な検査項目ですが、非機能時、すなわち咀嚼に関与しないときの維持の問題は、先の3項目の検査をまず優先してください。

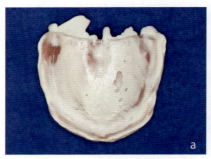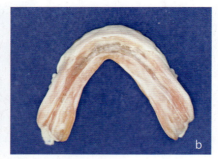

図6　義歯床の適合に関する検査結果（適合不良）
（a）上顎義歯の適合検査。口蓋隆起部と右側上顎結節部に加圧箇所を認め、他の部位は全体に不適合を認める。義歯床縁は全周に床縁が短い傾向にある。
（b）下顎義歯の適合検査。歯槽頂部を中心に加圧箇所を認め、他の部位は不適合を認める。頬側義歯床縁は短い傾向である。一方、左右舌側顎舌骨筋領域は床縁が長い所見が認められる。

表3 全部床義歯の維持・支持・安定に関する主な主訴と検査例

	主訴	適合	辺縁封鎖（形態）	床面積	咬合（平衡咬合）中心／偏心咬合位	咬合（平衡咬合）	咬合高径	研磨面形態（豊隆度の適性）	人工歯の材質	人工歯の形態	人工歯排列	咬合平面の設定位置	異常習癖	神経血管束の形態	顎堤の形態	唾液流出	舌の位置	床下粘膜厚さ（被縮度）	備考
維持	口を開けると上の入れ歯が外れる	●	●	●	▲	▲		●							●	●	●		
	あくびをすると外れる	●	●	●	▲	▲		●							●				
	下の入れ歯が浮き上がる	●	●	●	▲	▲		●							●				
	上の入れ歯が落ちてくる	●	●	●	▲	▲	●	●											
支持	食事をすると痛くて食べられない	●		●	●	●												●	痛みは限局的、部位は自覚的
	歯ぐきが全体的に痛い			●			●	●					●						
	よく噛めない（力が入らない）			●			●										●		
安定	食事をすると上／下の入れ歯が動く	●	●	●	●	●		▲			●	●			●			●	

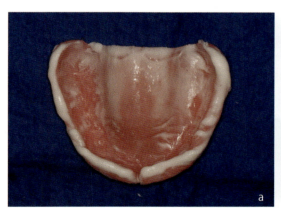 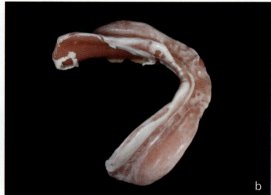

図7　義歯床の適合に関する検査結果（適合良好）
（a）上顎義歯の適合検査。全体的に適合が良好な所見。義歯床縁は短い所見がみられ、前歯部床縁は頬側に位置している。
（b）下顎義歯の適合検査結果。全体的に適合検査材が均一に得られている。適合は良好である。

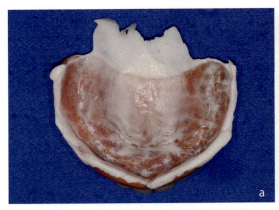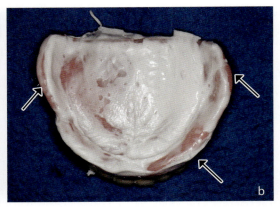

図8　上顎義歯床縁の過不足に関する検査結果
（a）義歯床縁が不足している検査例。辺縁に全周にわたり適合検査材の余剰を認め、義歯床縁が短いことが疑われる。
（b）義歯床縁が長すぎる検査例。左右上顎結節前方床縁（矢印）および前歯部床縁（矢印）が適合検査材を排除しており床縁が長いことが疑われる。

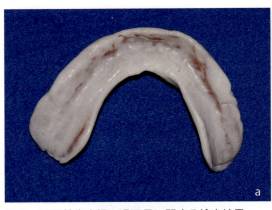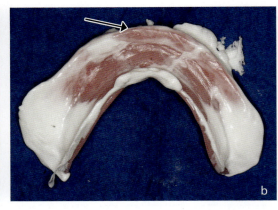

図9　下顎義歯床縁の過不足に関する検査結果
（a）義歯床縁が不足している検査例。辺縁に全周にわたり適合検査材の余剰を認め、義歯床縁が短いことが疑われる。
（b）義歯床縁が長すぎる検査例。左側頬小帯（矢印）および前歯部床縁（矢印）が適合検査材を排除しており床縁が長いことが疑われる。

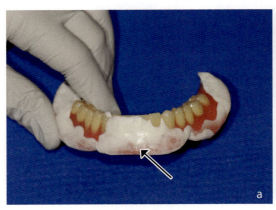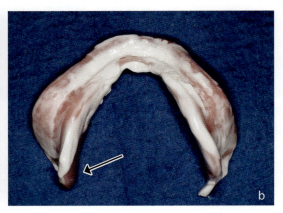

図10　義歯床研磨面形態の検査結果
（a）下顎頬側面の研磨面形態。頬筋の付着を考慮したコルベン形態が付与されている。矢印の箇所は、削除により、口輪筋の維持力の改善が考えられる。
（b）下顎舌側面の研磨面形態。舌根部の形態との調和が取れていないため、舌の維持力を発揮できない。矢印に示した箇所の削除による改善を要する。

2）支持に起因する主訴と検査

　義歯の支持域の不足は適合がよくても、咬合や咀嚼時の機能圧の負担が大きくなり、「食事のときの痛み」を訴えることが想定されます。支持域の不足は、①支持面積が不足している場合、②支持面積は足りているが、不適合の場合（「食事をすると痛くて食べられない」）、また、双方ともに適切だが、咬合高径が高い場合（「歯ぐきが全体的に痛い」）、さらに、咬合高径が低い場合（「よく噛めない（力が入らない）」）などが考えられます。まず適切な義歯床の面積を有するかの検査（ホワイトシリコーン）、義歯床の適合検査（ホワイトシリコーン、図11）および適切な咬合高径に設定されているかを検査します。

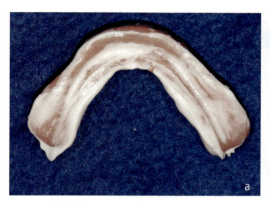
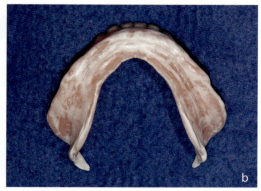

図11　支持域の過不足に関する検査結果
（a）同一患者の旧義歯。新義歯と比較して、旧義歯の被覆面積は大臼歯相当部からレトロモラーパッドにかけて床面積が不足しており、機能圧の負担過重が疑われる。
（b）同一患者の新義歯。新義歯では口腔周囲筋と機能的に調和した床面積による支持域が確保されている。

3）安定に起因する主訴と検査

　全部床義歯の場合、部分床義歯と異なり維持装置がありません。したがって食事の際、部分床義歯のように維持装置で把持作用を発揮する機構はありません。全部床義歯で食事が上下顎の歯列の片側に介在しても義歯の動揺が抑えられている状態、いわゆる片側性咬合平衡を得るには上下顎の人工歯排列が適性であることが重要です。したがって機能（咀嚼）時の義歯の動きを訴える場合（「食事をすると上の入れ歯が動く、食べられない」）はまず、片側性咬合平衡の検査（片側臼歯部に箸、ロールワッテを噛ませる、図12）を行い、反対側からの脱離の有無を確認します。そのような現象が起これば、歯槽頂やパウンドラインを参考に臼歯部人工歯の排列の適否を確認します（図13）。仮に人工歯排列が適性である場合、義歯床の不適合や義歯床縁の封鎖不足が考えられるので義歯床の適合検査（ホワイトシリコーン）、義歯床縁形態過不足の検査（ホワイトシリコーン）も併せて行います。

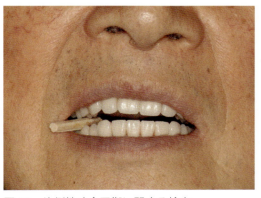
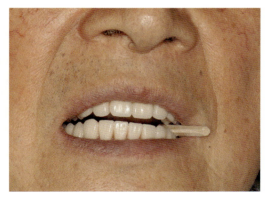

図12　片側性咬合平衡に関する検査
咀嚼時に片側で食塊を咀嚼したときを想定した検査。割り箸またはロールワッテ等を片側で噛んだとき、反対側から義歯が脱離した場合、臼歯部人工歯排列の不正または辺縁封鎖の不足、または両方が原因として考えられる。この写真では平衡が保たれている。

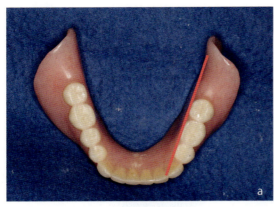
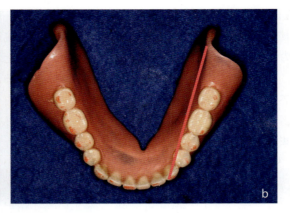

図13 片側性咬合平衡に関する検査
（a）片側性咬合平衡の検査で、問題がある場合は、人工歯排列を確認する。写真ではパウンドラインと臼歯部舌側咬頭が一致しており、臼歯部の排列位置に問題はない。
（b）パウンドラインより臼歯部舌側咬頭が頬側に排列されており、咀嚼中に義歯の安定を損ねる可能性がある。

困った症例、ナンバーワン　このように解決した、できなかった。

口腔底の上下の動きが著しく辺縁封鎖ができなかった症例

舌下腺部の辺縁封鎖は下顎義歯の維持にとって最も重要なところです。しかしながらこの部位の上下動は大きいので、床縁の形態は、辺縁封鎖ができている確率が最も高い位置と形を目指せばよいと思います。

このケースは、上下動の大きさと顎堤舌側のアンダーカットのために、よってどうやっても辺縁封鎖が得られなかったケースです。

図1は口腔底が最も上がった状態です。**図2**は舌を安静にさせ、口腔底を最も下がった位置にしたときです。かなりの落差を示しており、かつ舌側には顎堤のアンダーカットがみられます。

印象採得をすると**図3**のようになってしまい、辺縁封鎖を確保できる長さのフランジが採れませんでした。長さが採れたとしても舌の運動時には口腔底が上がることにより義歯はもち上がってしまいます、舌の安静時にはこの部位の顎堤の舌側のアンダーカットにより封鎖が壊れてしまい、義歯は吸着しません。

頬側辺縁をしっかり採ることによって、できるだけ安定を確保したのですがそれほど良い結果にはなりませんでした。舌下腺部の辺縁封鎖の偉大さを痛感した症例です。

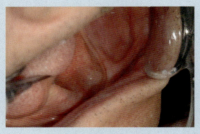
図1　口腔底が最も上がった状態

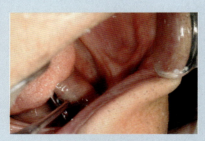
図2　口腔底が最も下がった状態

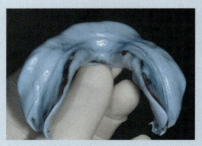
図3　印象は口腔底が最も上がった状態になってしまう。

（水口俊介）

Chapter 1-4 有床義歯における検査結果の適切な解釈と治療計画および治療例

1 部分床義歯

1）適合検査

適合検査の結果、義歯床の適合が不良で、痛みもなく単純に「ゆるい、食べ物が入る」等が主訴であれば、直接リラインにより再適合を図ります（**図1**）。「痛み」を伴う場合には褥瘡性潰瘍や義歯性口内炎を特定し、一定期間の粘膜調整後、痛みの完全消失を確認し、粘膜の歪みを解消した後に、直接リラインを行います。部分床義歯のリラインは支台装置の適合を損ねやすいので、間接法ではなく咬合圧下での直接リラインが推奨されます。

一方、クラスプの変形は義歯に過大な側方力が加わっているためであり、応急的に屈曲して再適合を図っても、すぐにまた変形します。義歯に対する側方力が軽減するよう咬合調整や支台装置の追加を図るべきであり、義歯の偏位による不適合の場合には、クラスプを外して適切な位置でレーザー溶接し、再適合を図ります（**図2**）。

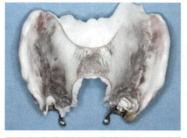
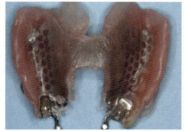
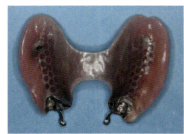
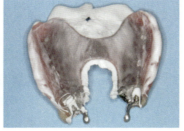

図1 適合検査の結果、義歯床や可撤性支台装置の適合が不良であれば、直接リラインにより再適合を図る。部分床義歯では間接法より直接法を応用する。

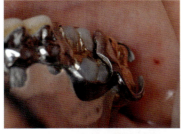
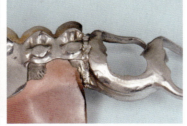
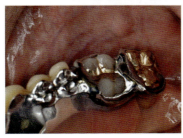

図2 義歯の偏位による不適合の場合には、クラスプを外して適切な位置でレーザー溶接し、再適合を図る。

2）義歯床

義歯床外形の設定が不良で、舌側や後縁が短いと義歯床面積は小さくなり、粘膜支持や粘膜把持不足となります。咀嚼時の疼痛や義歯の動揺が認められる場合には、義歯の回転沈下や頬舌回転を防止するために義歯床面積の拡大を図ります。義歯を装着した状態でピックアップ印象を行い、義歯を預かり間接法にて修理します。

3）咬合

咬合のバランスが崩れると義歯の維持・安定は不良になり、動揺が発現します。その結果、咀嚼困難となるだけでなく義歯破折を誘発します。早期接触があれば咬合調整を、人工歯の摩耗によりアンチモンソンとなっていれば、咬合面再構成や人工歯の交換が必要になります。

一方、咬合高径が適正でないと義歯の維持安定不良、咀嚼時疼痛、噛み合わせ不良、咀嚼困難、義歯破折をまねきます。低位の場合には咬合面再構成や人工歯の交換を行い、咬合高径を復元します（図3）。

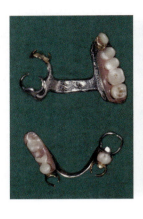
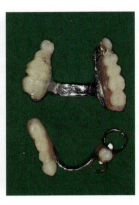

図3　咬合高径が低位の場合には咬合面再構成や人工歯の交換を行い、咬合高径を復元する。

4）義歯の設計

義歯をよく観察して設計の適否を診断します。上顎歯列と下顎歯列を別々に平面的に考えるのではなく、上下顎の欠損を立体的に考察することが重要です。単なる遊離端欠損とすれ違い咬合では難易度は大きく異なります。特にレストの配置と義歯の動態をよく観察し、不足があれば追加修理や再製作が必要となります。

5）人工歯排列

部分床義歯においては残存歯列との調和を最優先し、審美に関して問題があれば、人工歯の削合や再排列を行うことになります。また、人工歯が大きく偏位して排列されている場合には、筋圧面の適合検査や咬合接触、転覆を診察し、咬合調整、人工歯の削合、再排列を検討します。

6）審美性

人工歯の選択ミスや不適切な排列、歯頸線の不揃いであれば、患者の要望を聞きながら人工歯の再排列を行います。クラスプが審美領域を走行することをどうしても許容してもらえない場合には、クラスプを除去し、隣接面部アンダーカットにレジンを添加して維持力を増強させるか、良好なプラークコントロールを確認したうえでレジンクラスプを適用します。（図4）。

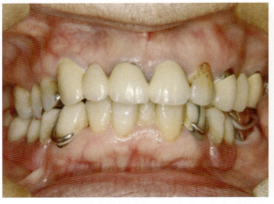
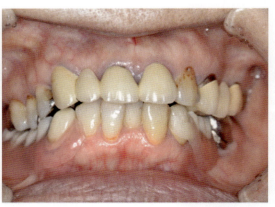

図4　クラスプが審美領域を走行することをどうしても許容してもらえない場合には、クラスプを除去し、隣接面部アンダーカットにレジンを添加して維持力を増強させるか、レジンクラスプを適用する。

7）破折

破折部位をよく観察し、破折線の走行や構成要素の厚み、クラスプの走行部位を診察します。義歯の落下による修理であれば、単純なチェアサイドでの修理だけでも十分です。一方、過大な応力負荷の繰り返しによる疲労破壊の場合には、応急的な修理だけでは再破折を余儀なくされるので、十分に破壊の原因を推察し、応力集中部に対してしかるべき金属補強をしなければなりません。

2 全部床義歯

1）適合検査の解釈

適合検査には「ホワイトシリコーン」および「Pressure indicating paste：PIP」などが用いられる。ホワイトシリコーンは、義歯床全体の適合（Chapter1-3 図6、7 適合と不適合）、床縁形態の適否（Chapter1-3 図8、9、長さ、厚さ）や、それに関連して義歯床面積の適否（Chapter1-3 図8、10）の解釈に有用で、それに応じて義歯床縁形態の調整（長い場合に削除、短い場合に常温重合レジンでの延長）を行います。PIPは限局した加圧箇所を判定するのに有用で、確実に問題を起こしている箇所を同定し、削除量を必要かつ最小限に抑えることができます（図5、6）。また、新義歯装着時の調整では重合時の収縮を勘案し、歯槽頂部に起こりやすい空隙とその左右に生じやすい圧迫箇所を選択的に検査し、結果に応じ調整します。適合不良な義歯は、直接または間接リラインを行いますが、必ず前述の検査結果に基づき咬合関係と床縁を適正にしたうえで行われます。なお、義歯床の変色・劣化が著明な場合はリベースが推奨されます。

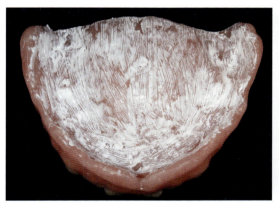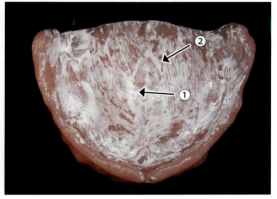

図5　上顎義歯の適合に関する検査結果の解釈（PIP）
（a）PIPを義歯床粘膜面にブラシで塗布する。このとき、ブラシマークがつくように薄く塗る。（b）義歯床下粘膜に手指圧または咀嚼圧で圧接すると、圧迫箇所はブラシマークが消失し、PIPが周囲に流され、圧迫箇所の同定（①口蓋隆起）と、PIPが排除された範囲（②）を削除範囲とする。

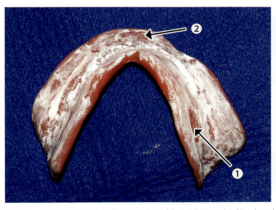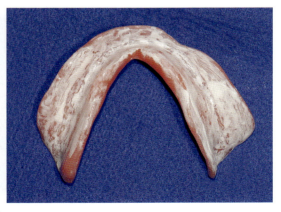

図6　下顎義歯の適合に関する検査結果の解釈（PIP）
（a）下顎義歯にPIPを塗布し、口腔内に手指圧で圧接すると、圧迫箇所はブラシマークが消失し、PIPが圧迫箇所の周囲に流され、①左側顎舌骨筋線および②オトガイ筋付着部に加圧部を認めた。（b）該当箇所をPIPが流出した範囲で削除し、再度検査を行い、加圧箇所が消失したことを確認した。

2）咬合検査（両側性平衡咬合）の解釈

　全部床義歯で咀嚼をしたとき、上下顎人工歯が接触する咀嚼終末相において、両側性平衡咬合が獲得されていないと、維持や安定が損なわれて義歯が動き、咀嚼ができない、粘膜が痛いなどの訴えをまねきます。診療室では、中心咬合位および側方咬合時に義歯の動揺の有無をまず確認し、触診や視診で接触箇所を推定し、調整の必要性があると解釈した場合は咬合紙などで検査を行い、部位を確定し、咬合調整を行います。咬合検査の解釈は、咬合紙による印記が白く抜ける箇所が中心咬合位で認められた箇所は咬合接触の強い箇所と判定します（図7）。側方干渉は、下顎運動時の義歯の動きを触知しながら作業側、平衡側運動時に咬頭が描記する軌跡をよく観察し、義歯の動揺が最小になることを目安として、調整を加えます（図8）。

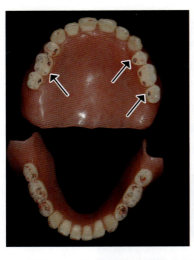

図7　中心咬合位における咬合検査の結果
調整箇所の解釈は、咬合紙であれば中心咬合位の強い接触箇所（矢印）に、咬合紙による印記が白く抜ける箇所が観察され、その部位が咬合接触の強い箇所と解釈される。この症例では、6┘、└4 および└7 が該当する（矢印）。

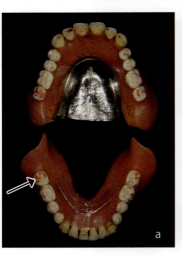
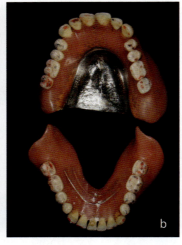

図8　側方咬合位における咬合検査の結果
（a）下顎の左側方運動時に上顎義歯の動揺を認める。触診から左側の干渉を触知した。咬合紙による検査結果から右側第二大臼歯人工歯の頰側内斜面の干渉を疑った。
（b）同部位をカーボランダムで削除し、再検査結果。右側大臼歯および小臼歯の側方運動時の接触が増加し、上顎義歯の動揺が減少した。

3）咬合検査（片側性咬合平衡）と人工歯排列の解釈

　片側性咬合平衡が検査結果によって、反対側から義歯が脱離または浮き上がる場合、排列の不良が疑われます（Chapter1-section3　図12）。重合後の排列は修正が不可能なため、修正は困難ですが、歯槽頂線やパウンドラインを基準に排列の適否を解釈します（Chapter1-section3　図13）。修正が必要な場合は咬合採得を行い、咬合器上で咬合再構成を行います。一方、人工歯排列が適性であるにもかかわらず、片側性咬合平衡が不良な場合、義歯の不適合と義歯床縁の不良を疑い、適合検査を行い、治療計画を立案します。

4）咬合高径の診察と解釈

　咬合高径が高い場合、「口の中がいっぱいになった感じ」や「しゃべりにくさ」を訴えることがあります。また「下顎の顎堤粘膜全体の疼痛」を訴えます。低い場合は、「噛む力が入らない」などを訴えます。高径の異常は顔貌（図9a）の観察および咬頭嵌合位と下顎安静位の差などを測定して大まかな判定を行い、挙上量（高い場合には削除量）の目安を求めます。また、旧義歯における咬合高径の不正は新義歯の製作時、特に咬合採得時までに、設定する咬合高径の重要な目安となります（図9b）。

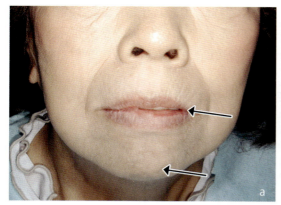
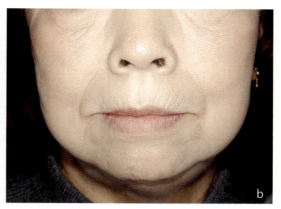

図9 咬合高径が高い場合の診察結果と修正
（a）装着している義歯の咬合高径が高い：下顔面の緊張度が強く、口唇が無意識下で開いてしまう。安静空隙がなく、常に上下の人工歯が接している状態である。
（b）同一患者の咬合高径を修正して義歯の咬合高径を適性にした：下顔面の緊張が消失し、口唇閉鎖も自然にできる。咬合高径は、旧義歯と比較して鼻下点オトガイ点間距離で約4mm減じている。

5）研磨面形態（豊隆度の適性）の検査と解釈

義歯床研磨面は頰筋と舌筋の筋圧を受容するのに適した形態であるべきです。口腔内で観察をしたとき、それらの筋との調和が取れているかが解釈のポイントになります。また、適合検査材により床縁のコルベン形態（Chapter1-3 図10）が形成されているかを観察し、豊隆が強い場合は削除、不足している場合は常温重合レジンなどで修正を加えます。

6）咬合平面の設定位置の診察と解釈

全部床義歯では仮想咬合平面を術者が設定するため、誤差が生じる可能性があり、適切な検査と解釈が必須です。咬合平面が適性である場合、下顎歯列に対して舌背はほぼ同じ高さにあり、舌縁が咬合面を軽く被覆している状態にあります（図10）。仮想咬合平面の設定が、適切な位置より下方にある場合（図11a）は、上顎義歯の咬合平面が所定の位置より下方にあるため上顎義歯の安定が阻害されるとともに、舌の咬傷をまねくことが想定されます。逆に、仮想咬合平面の設定が適切な位置より上方にある場合（図11b）、下顎義歯の咀嚼時の力点が高くなり、維持・安定が阻害されます。修正は、上顎義歯をフェイスボウにて咬合器上にトランスファーを行い、ランドマークから適切な咬合平面を診断した後、常温重合レジンで修正を行うことが望まれます。

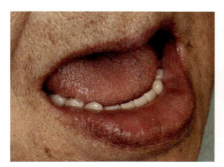
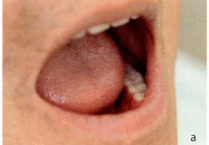
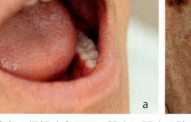

図10 義歯の仮想咬合平面の設定に関する診察
舌との調和が取れている例。舌を安静にした時、下顎臼歯部に舌が無理なく接し、舌縁が臼歯部咬合面を被覆している。

図11 義歯の仮想咬合平面の設定に関する診察
（a）義歯の仮想咬合平面は舌背より下方に設定されている。下顎義歯は安定するが、咬舌や、上顎義歯の安定に問題が生じる。（b）義歯の仮想咬合平面が上方に設定されている。下顎義歯は安定が図られない。また咀嚼時に舌側にこぼれた食塊を咬合面に戻すことが円滑でなくなる。

7）人工歯の形態

（1）前歯排列の診察と解釈

上下口唇または口裂と、前歯人工歯の大きさ（幅径、長径）およびモールド（形態）と排列の調和が取れていることが望まれます。大きく笑ったときの上唇下縁（スマイルライン；Smile Line）と人工歯歯頸線がほぼ一致しているかを確認します。また、上顎犬歯尖頭と鼻翼外側の一致および犬歯遠心面と口角の一致を観察して、6前歯の幅径が適正であるかの解釈をします（**図12a、b**）。前歯の形態はWilliamsの3型を参考に、患者にマッチした人工歯であるかの確認を行います。前歯排列の適否は、患者が微笑んだときの下唇上縁（スマイリングライン；Smiling Line）と、上顎前歯の切縁を結んだ線との調和が取れているかの確認を行います（**図13a、b**）。しかし、重合された人工歯の修正は限局的で、スマイリングラインと上顎前歯切縁との調和を削除して修正する程度にとどまります。

（2）臼歯排列の診察と解釈

レトロモラーパッド前縁の顎堤の斜面に臼歯部人工歯が排列されている場合、機能時の下顎義歯に推進現象が起き安定が損なわれます（**図14a**）。このような場合、臼歯部の人工歯排列を4歯から3歯に変更し、推進現象の防止を図ります（**図14b**）。また、使用中の義歯で咀嚼の不良を訴えた場合、臼歯部の排列と顎堤の形態を診察し、人工歯数が過剰と思われる場合は、該当部の咬合接触を緩和する咬合調整を検討します。

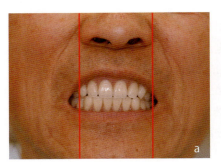
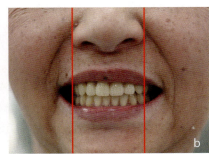
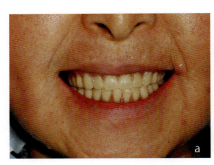
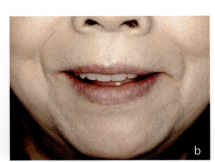

図12 前歯部排列に関する診察結果（鼻幅線・スマイルライン）（a）鼻幅線と犬歯の尖頭が一致していない。また、笑線（スマイルライン）と上顎前歯歯頸部の調和が得られていない。
（b）鼻幅線と左側犬歯の尖頭がほぼ一致している。スマイルラインと上顎前歯歯頸部の調和は得られている。

図13 前歯部排列に関する診察結果（スマイリングライン）
（a）微笑時の上顎前歯部の切縁と下唇上縁の彎曲線が一致していない。その影響で、臼歯部歯肉の露出が多くみられる。
（b）微笑時の上顎前歯部の切縁と下唇上縁の彎曲線が一致が図られ口唇と歯列の調和が得られている。

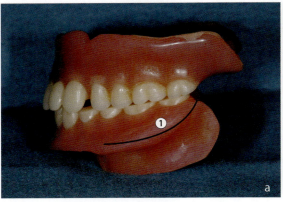
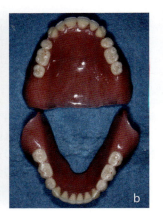

図14 臼歯部排列に関する診察
（a）レトロモラーパッド前縁の顎堤の斜面（①）に人工歯が設置されている症例。
（b）同症例の新義歯。小臼歯を抜き3臼歯部で排列を行い、義歯の推進現象が起こることを防止している。

Chapter 2

主訴に応じた診察
（全部床義歯）

Chapter 2
1 維持にかかわる診察項目と検査法

　義歯の維持に問題がある場合の主訴：「自然と外れてしまう」、「浮いてくる」などの訴えがあります。

1 口腔内の診察

　維持に関わる口腔内の診察は、(1) 顎堤（形態、高さ）、(2) 唾液（性状、流出量）、(3) 舌（位置、習癖）を必須項目として確認します。

1) 顎堤
(1) 上顎顎堤
　上顎の顎堤形態は、頬側と口蓋側の平行性が保たれているほど維持が得られやすい（**図1a、b**）。そのため、この点を診察して評価します。しかし、抜歯後、頬側歯槽骨の吸収程度によりその平行性は失われ、さらなる頬側顎堤の吸収により上顎義歯の維持と安定は経時的に低下すると考えられます（**図2a、b**）。口腔内の診察または研究用模型の検査時に上顎顎堤の頬側と口蓋側の平行性を確認したうえで観察記録を記載し、維持力がどの程度得られるのかを評価します。また、上顎結節の外側部に顎骨の吸収不全が起きている場合（**図3a**）、アンダーカットが存在すると同時に、筋突起が干渉し、該当部に義歯床を設置するのが困難になり、維持を発揮できない場合があります。この部位は口腔内の診察では確認が困難であり、形態の診察と評価は模型で行うのが好ましい場合があります（**図3b**）。

　顎堤の高さ（顎堤吸収の程度）：顎堤の平行性に加え、顎堤が高いほど維持は得られやすい。そのため顎堤頂高さを口腔内の診察や模型の検査から記録し、評価をします。また、上顎後縁のハミュラーノッチ部は上顎結節後方の吸収が強いと明示しにくくなり、上顎義歯後縁の設定や維持の確保に影響が出てきます。

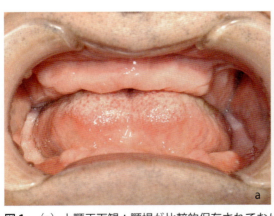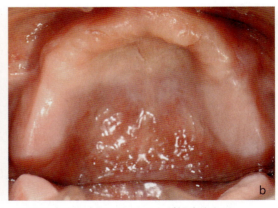

図1　(a) 上顎正面観：顎堤が比較的保存されており、顎堤の高さも十分であることが観察される。
(b) 上顎咬合面観：頬側と口蓋側の平行性が保たれており、機能時の側方方向への離脱に対する抵抗が発揮され、義歯の維持と安定を得られやすい。

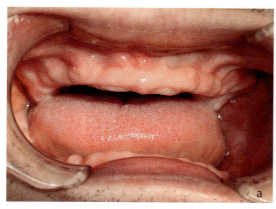
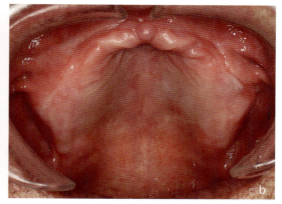

図2 （a）上顎咬正面観：頬側の顎骨吸収の進行に伴い歯槽頂に向かう斜面状を呈している。その結果、頬側および口蓋側の平行性が失われ、義歯の機能圧への抵抗が減じる。
（b）上顎咬合面観：左右小臼歯相当部および前歯部の顎骨吸収を認めることから、義歯の維持および安定が困難と考えられる症例。大臼歯部顎堤は比較的保存されているが、前歯部にフラビーガムを併発し、義歯の機能圧への抵抗は著しく低い。

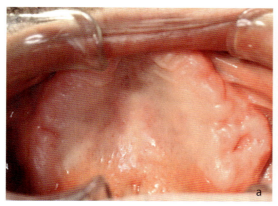
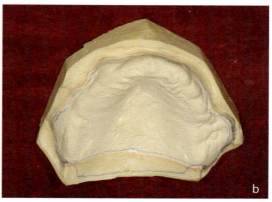

図3 （a）上顎左側上顎結節部外側の顎骨吸収不全により、口腔前庭にかけてアンダーカットを呈する症例。この部位に義歯床を設置するのが困難になり、維持縁を十分にを発揮できない場合がある。また、義歯床を厚くすると近接する筋突起に痛みが生じることがある。
（b）同症例の研究模型。口腔内で直接診察するより詳細なアンダーカット量の観察ができる。また、模型をサベイングして、アンダーカット量の明示と診断および治療計画が可能となる。

（2）下顎顎堤

上顎同様、形態と高さを評価します。

顎堤形態：下顎の顎堤形態は上顎同様、頬舌側の顎堤による平行性が保たれているほど維持が得られやすいですが、このような症例はまれです（図4）。臼歯部顎堤は舌側からの吸収が起こるため、舌側からの平行性が失われがちです（図5）。

顎堤の高さ（顎堤吸収の程度）：下顎は上顎に比べて、頬側および舌側の口腔周囲筋が義歯床縁に影響を及ぼすことが多く、高度顎堤吸収では、より強く影響を受けます。臼歯部においてはレトロモラーパッド前方の大臼歯相当部顎堤吸収が顕著な場合（図6）、前方の顎堤にかけて斜面を形成し、この箇所へ機能圧が加わったときに義歯の維持および安定の不良を引き起こします。

2）唾液の性状、流出量

義歯床下粘膜と粘膜面の間の薄い粘液性の唾液層の存在は、吸着を発揮するうえで重要です。唾液量は加齢に伴い唾液腺腺房部の萎縮と間質の脂肪および結合組織の増加により減少傾向にあり、口渇を自覚していない場合でも若年者のおよそ1/3、口渇を自覚している場合は1/10とも言われています。診察は、患者の自覚の問診、口腔内の乾燥状態と粘性を診察にてスクリーニングを行ったうえで、必要に応じて刺激時および安静時の唾液分泌量を測定します。

3）舌の位置、習癖、不随意運動

舌が下顎義歯を被覆し、義歯を下方へ押さえつけるような筋圧がかかる場合、維持に有効に働きます（図7a）。一方、習慣的に舌が咽頭方向へ位置する症

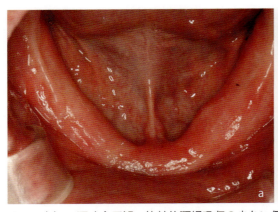 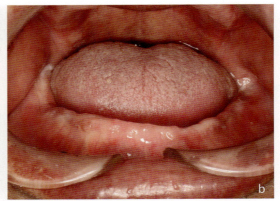

図4 （a）下顎咬合面観：比較的顎堤吸収の少ない例で頬側と口蓋側の平行性が保たれている。
（b）下顎正面観：十分な顎堤高さが観察され、機能時の側方方向への離脱に対する抵抗が発揮され、義歯の維持と安定を得られやすい。

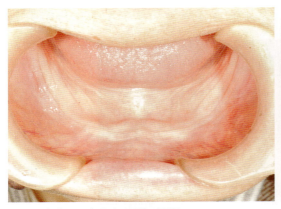 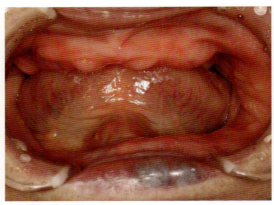

図5 高度に吸収した下顎の顎堤
前歯部および臼歯部ともに高度顎堤吸収を認め、顎堤の高さと頬舌側の顎堤の平行性が失われている。そのため義歯機能時の維持および安定は不良である。

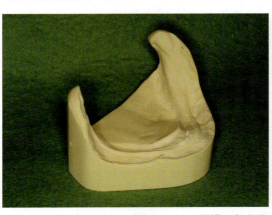 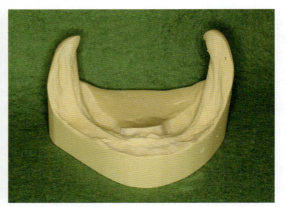

図6 下顎前歯から大臼歯部へかけて顎堤吸収を呈する下顎の研究模型。吸収を起こさないレトロモラーパッド前方の大臼歯相当部にかけて斜面を形成している。この斜面に人工歯が設置され、機能圧が加わると、義歯が前方への推進現象を起こし、維持および安定不良を引き起こす。

例（図7b）では、舌筋が有効に維持力として働かないため、頬筋の力が優性となり、維持不良となります。また、舌の不随意運動（オーラルジスキネジア）は、安静時における義歯の維持および安定を損ねます。原因は投薬と、投薬に関連しないものがあり、後者を特発性オーラルジスキネジアと言います。特発性オーラルジスキネジアでは、義歯の適合や床縁形態の改善による維持の向上、低位咬合、人工歯排列の改善による症状の軽快が期待できるため、投薬によるものとの鑑別を行い、治療方針の参考とします。

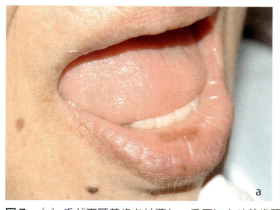
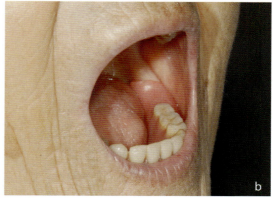

図7 （a）舌が下顎義歯を被覆し、舌圧により義歯研磨面への筋圧が有効に発揮され維持に有効に働きやすい。
（b）舌が咽頭方向へ習慣的に位置する症例。舌圧が義歯研磨面への維持力が発揮されず、頰筋の力との均衡が崩れ、維持不良につながる。

4）そのほか

　義歯の長期使用による不適合の場合、顎堤吸収を伴っていることが考えられます。顎堤には経年的に吸収する箇所（歯槽部）と、吸収が少ない、または、ほとんどみられない箇所（口蓋部、下顎隆起、レトロモラーパッドなど）とがあり、装着時に適合していた義歯も吸収箇所が不適合になり、非吸収部のみに過度の加圧が起こる可能性があります（**図8a**）。口腔内の診察にあたり、過度の加圧箇所の圧痕、びらんおよび潰瘍などの粘膜病変を中心に注意深く行い、適合検査の結果と整合するかを確認します（**図8b**）。

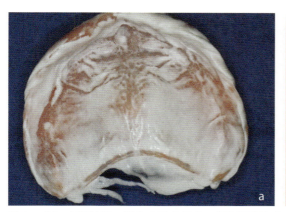
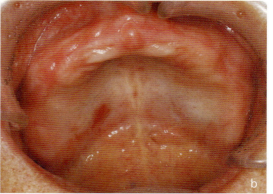

図8 （a）上顎義歯の義歯床適合検査。頰側顎堤を主とした吸収が起こり不適合を呈している一方、口蓋正中部は顎堤吸収を起こさないため、過度の加圧部位となり、義歯機能時の動揺の支点となりやすい。また、機能圧が集中され、潰瘍の形成なども起こしやすい。
（b）口腔内の診察から、過度の加圧箇所に圧痕を認め、びらんおよび潰瘍などの粘膜病変を中心に注意深く観察し、適合検査（a）との整合を確認する。

2 義歯の検査

　上顎義歯は口腔内に装着し、口蓋部を指で加圧した後に前歯部を下方に牽引し、維持力を確認します。同様に下顎は上方へ牽引し維持力の程度を確認します。全部床義歯の維持に関与する構成要素は、1）**義歯床粘膜面**、2）**義歯床縁**、3）**義歯床研磨面**、4）**咬合面**であり、患者が「維持」に関する主訴を訴えた場合、この構成要素の適否に関して以下に示す材料を用いて検査を行います。

1）義歯床粘膜面

（1）義歯床粘膜面と維持

　義歯床粘膜面と被覆粘膜面との間隙が大きくなると介在する唾液層が厚くなり、維持力が低下します。したがって、適合検査の結果から不適合箇所が確認され、患者の訴えと合致した場合は、義歯の咬合、床縁形態が適切であることを前提に、不適合を解消する治療（リラインまたはリベース）を行います。

（2）義歯床粘膜面の適合度に関する検査

　適合検査材として、主にホワイトシリコーンおよびペースト系適合材を使用します。ホワイトシリコーンは辺縁形態の適性も兼ねて検査をします（図9a）。ペースト系検査材は、より限局した加圧箇所と非加圧箇所を特異的に確認するのに適しています（図9b）。

（3）適合検査材料と使用方法のポイント

❶ **ホワイトシリコーン：**

　基材と硬化材を等長にチューブから出し、まず基材をスパチュラで集め、硬化材に混ぜて練和します。操作時間は約2分、最終硬化時間は約3分30秒です。室温などの影響で操作時間を延長したいときには遅延材（リターダー）を練和前に滴下し、練和を開始します。基材と硬化材が均質に練和されたら、義歯内面および義歯床縁に盛り付けを行います。そのとき、必要以上に多くの量を盛ると試験材が義歯内面に貯留してしまうため、適合が悪い結果（偽陽性）を示すことがあります（図10）。また、義歯床の適合と義歯床縁の検査も兼ねる場合、患者に機能運動を指示するまでを操作時間内に行なわなければならず、素早い操作がポイントです。繰り返しになりますが、必要以上に盛りすぎないこと、検査対象を絞って試験材を盛るなどの考慮が必要です（図11）。検査後は、調整部位を確認し、デンタルペンシルで印記した後、硬化したシリコーンを削除量の目安を判断する目的で義歯に残し、カーバイドバーなどで削除します（図12a～d）。

❷ **ペースト系適合材：**

　圧力下における義歯の加圧箇所を特異的に判定する目的で使用します。この材料の特色は手指圧からテストフードなどを用いた機能圧下ま

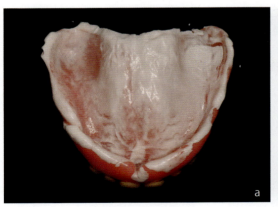 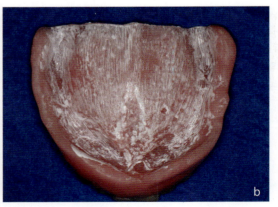

図9　（a）上顎の適応検査にホワイトシリコーンを使用した例。辺縁形態の適性も兼ねて検査する。この症例ではシリコーンの皮膜が全体的に厚く不適合で、臼歯部床縁が短い点が観察される。
（b）上顎の適応検査にペースト系適合材を使用した例。ペースト系検査材は、手指圧や繰り返しの機能圧下で検査に適しており、ホワイトシリコーンと比較して、より限局した加圧箇所の特定に適している。この症例では口蓋正中前方部に加圧箇所が観察される。

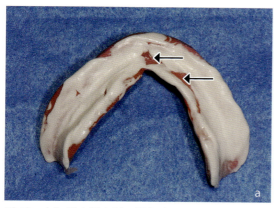
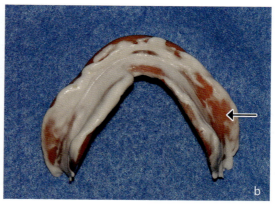

図10 （a）検査検査材の操作時間を超えてしまうと検査途中で初期硬化が開始し、適切な検査結果が得られない。矢印の箇所に気泡が存在し、適切な検査ができていない。
（b）適正な操作時間で検査を完了した同一義歯の再検査結果。加圧箇所（矢印）と不適合箇所の識別が向上している。

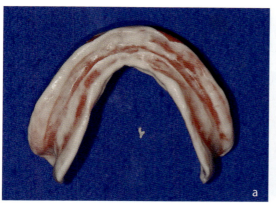
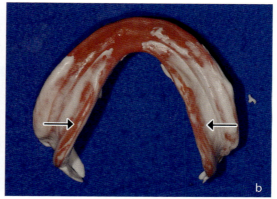

図11 （a）義歯床粘膜面および床縁の適合検査をホワイトシリコーンで行っている症例。義歯床と粘膜との適合を全体的に俯瞰できる。
（b）同一症例で、患者の主訴に応じて舌側義歯床の長さの不適を疑い、舌側床縁をターゲットにして検査を行っている。よりターゲットを絞った検査の結果、左右舌側床縁の長さが長いことが疑われる（矢印）。

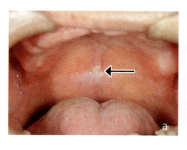
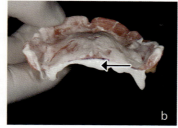
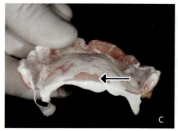
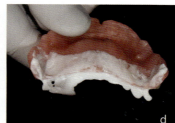

図12 （a）上顎義歯装着時の痛みを訴えて来院した症例。口腔内の診察より軟口蓋正中部に米粒大の潰瘍形成を認める（矢印）。また、潰瘍の左右に義歯後縁の圧迫痕を認める。
（b）適合検査の結果、潰瘍形成箇所に圧迫箇所を認める。また、検査時に意識して軟口蓋の形態を合わせて印記している。これによって、軟口蓋の形態（矢印）と圧迫箇所が移行的になるよう削除量の目安を判断する。
（c）写真12bの目安に従い圧迫箇所の削除を行った直後。義歯後縁より後方の軟口蓋の形態（矢印）と移行的になるよう削除されている。
（d）削除後の適合検査の結果。圧迫箇所が若干残存していることと、軟口蓋への移行に疑義が残るため、さらなる調整を加えることが必要と判断できる。

で、さまざまな圧力下での検査が可能で、より義歯使用時に近い状態で加圧箇所の確認ができます。使用法は義歯床粘膜面を乾燥させ、ブラシ（刷毛）マークを印記しながら薄く塗布し加圧します（図13a）。調整のゴールは義歯床粘膜面のブラシマークが消失し、均等に接触することを理想とします（図13b）。また、削除範囲はブラシマークが消失し、周囲にペーストが排除されている範囲までとします（図13a 矢印）。削除量は、粘膜の被圧変位量を考慮し、口蓋隆起などでは他の粘膜厚さを有する部位より多めに削除します。

2）義歯床縁

（1）義歯床縁と維持

義歯床縁の長さと厚みが適正であれば辺縁が封鎖され、外気の流入を防ぐことができ、陰圧の維持による義歯の吸着力が発揮されます。

（2）義歯床縁の検査

ホワイトシリコーンを用いた床縁の検査となります。床縁に着目して義歯辺縁にホワイトシリコーンを過不足なく築盛し、機能運動を指示して、周囲の筋との調和を確認し（図14a、b）、床縁長さの適否を評価します。

（3）義歯床縁の検査材料と使用方法のポイント

義歯床粘膜面検査（ホワイトシリコーン）と同様に行います。義歯床縁と口腔周囲筋とのかかわりを確認するため、筋圧形成時のように患者へ筋の動きを誘導するよう指示します。

上顎は、頬筋および口輪筋を中心とした筋の動きを記録する目的で、「上唇の伸展（鼻の下を伸ばす：口輪筋）」「指の吸引（指を吸ってもらう：

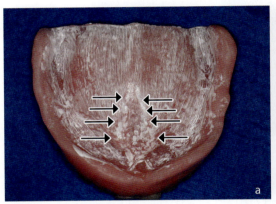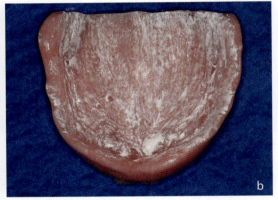

図13 （a）義歯床粘膜面を乾燥させ、ブラシ（刷毛）マークを印記しながら薄く塗布し加圧を行うと、加圧箇所が特異的に記録される。
（b）加圧箇所の範囲をカーバイドバーなどで削除調整し、最終的に義歯床粘膜面のブラシマークが消失し、粘膜面に義歯床内面が均等に接触するまで調整を繰り返すことを理想とする。

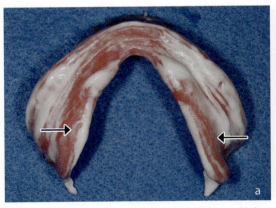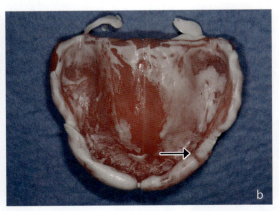

図14 （a）床縁に絞った検査をする場合は、義歯の辺縁のみにホワイトシリコーンを築盛し、機能運動を指示して、周囲の筋との調和を確認し、床縁長さを評価する。本症例では左右舌側顎舌骨筋の運動が阻害されていることが示されている（矢印）。
（b）上顎の床縁の検査結果。左側前歯部の頬小帯付近（矢印）以外は、床縁が短い検査結果と解釈される。

頬筋）」などを検査材が硬化するまで指示します。また、上顎後縁は左右翼突下顎縫線と口蓋小窩を結んだ線より極端に後縁の設定位置が短くないかを確認すると同時に、軟口蓋が挙上したときに維持が取れているかを確認するために患者に「あー」発音を指示し、確認します。

下顎は、頬側は咬筋、頬筋、口輪筋、オトガイ筋、翼突下顎縫線、舌側では上咽頭収縮筋、顎舌骨筋を中心とした筋の動きを記録する目的で、「舌の突出（大きく舌を前に出す：上咽頭収縮筋）」、「舌の側方運動（舌先を口角に当てる：顎舌骨筋）」などを検査材が硬化するまで指示します。前歯部では口輪筋を収縮するよう「下唇の突出（口輪筋、オトガイ筋）」、「指の吸引（頬筋）」などの指示をします。義歯床縁の長さが短い場合、辺縁封鎖が不足し、義歯床内面に形成された陰圧の維持が困難になる一方で、義歯床縁が長い場合、筋が機能したときの力を床縁で直接受けるため維持が得られにくくなります。

3）義歯床研磨面

（1）義歯床研磨面と維持

義歯研磨面の形態が頬筋および舌筋の形態に調和し、かつ、排列が筋圧中立体にある場合、頬筋と舌筋の筋圧が義歯を下方へ働き、下顎義歯の維持が高まります。

（2）義歯床研磨面の検査

❶ 義歯床研磨面の視診

義歯に付与された歯肉形成時の研磨面形態が、頬筋・舌筋の形態と調和しているかを診察します。頬側は義歯床縁から人工歯頬側にかけて、前頭断における頬筋の形態と調和しているかを確認します（図15、図16a）。特に床縁のコルベン状形態が形成されているか、その上部は内側へ凹んだ形態になっているかを確認します（図16b）。舌側は舌筋と舌根部の形態と調和が取れているか、頬筋同様に前頭断における舌の形態と調和しているかの確認をします（図15、図16c、d）。

❷ 研磨面の検査

ホワイトシリコーンを用います。検査材を練和後、頬舌側に盛り、頬筋および舌筋を運動させ、嚥下するように指示し、硬化後に研磨面と筋の調和を確認します。

（3）舌筋・頬筋と研磨面との調和に関する口腔内の診察

主に下顎全部床義歯の人工歯列と舌および頬との関係を診察します。口腔内に義歯を装着して、舌が自然に下顎人工歯の咬合面を被覆し、舌縁が軽く人工歯に接触する状態であれば、頬および舌との調和が取れていると考えられます（図7a）。

4）咬合面

（1）咬合と維持

中心咬合位や側方運動時の早期接触は義歯の動揺を引き起こし、維持の低下をまねく可能性があります。

（2）咬合の検査

咬合検査は、咬合紙を代表とする咬合検査材料を用いた視覚的な検査結果を基に最終評価をします。一方、可撤性補綴装置である全部床義歯は中心咬合位における早期接触や側方干渉によって、上下顎義歯の動揺が引き起こされます。そのような場合、義歯の動揺、特に上顎義歯の動揺を視診で確認すると同時に、上顎義歯の臼歯部を頬側から親指と人差指で保持し（図17a）、中心咬合位でのタッピングおよび側方運動をしたときの干渉箇

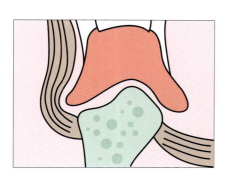

図15　下顎義歯研磨面と頬筋および舌との関係
義歯に付与された研磨面形態と頬筋・舌筋の形態とが調和しているかを診察する。頬側は義歯床縁から人工歯頬側にかけて、頬筋前頭断で観察されるように内側に向かって凹状の形態になっているかを確認にする。舌側は舌筋群と調和した形態となるよう頬筋同様に凹状の形態に義歯床が形成されているかの確認を行う。

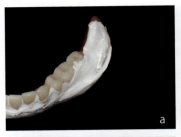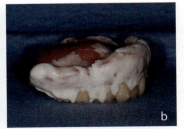
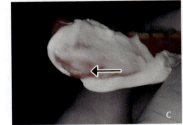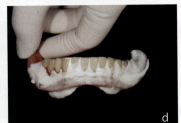

図16 （a）下顎義歯の研磨面形態の検査。頬筋の前頭断で観察される形態と調和した形態になっているかを確認にする。この症例では、適合検査材の厚みが認められ、頬側の研磨面形態と頬筋の間に密な接触を認めないため、頬筋による維持は得られない。
（b）上顎義歯の頬側研磨面形態の検査。下顎同様、頬筋と上顎頬側研磨面の調和を確認する。この症例では、やや研磨面の豊隆が不足していることが疑われるが、下顎と比較すると床縁付近の形態は頬筋による維持を期待できる。
（c）舌側研磨面と舌筋との調和を確認する。本症例では矢印に示す箇所で舌筋との調和が取れていない。同部位をカーバイドバーなどで削除し、形態を修正することで維持力の向上が図れると考えられる。
（d）口輪筋と義歯床縁および研磨面との調和も確認する。本症例では前歯部床縁から上方にかけての形態が若干豊隆が強く、カーバイドバーで削除することにより、人工歯歯頸部付近と口輪筋の調和が向上することが推察される。

所を触診し、早期接触箇所の推定を行います（**図17b**）。また、中心咬合位における良好な接触関係はタッピング時にクリアで高い咬合接触音として聴診できます。これら視診、触診、聴診を咬合紙などの検査材料を用いる前に行うことを習慣化し、そこから得られた情報と検査材料との結果とを結びつけ、咬合不正箇所を診断し、修正すべき接触箇所の決定と咬合調整を実施します。

（3）咬合検査材と使用方法のポイント
　全部床義歯で用いる咬合検査材料には咬合紙（**図17c**）とオクルーザルインディケーターワックス（**図17d**）があります。先に述べたように咬合接触の不調和は義歯の動揺をまねくため、咬合接触検査材料を用い、正確に咬合干渉を確認するためには手指で義歯をしっかり保持して義歯の動揺を抑えながら使用することが重要です。シリコーン咬合検査材による咬合検査材のように、患者に咬合させて記録する材料は、歯が動かない有歯顎では有用ですが、全部床義歯では、義歯が偏位をした状態で結果が記録されるおそれがあるので使用は慎重に行うべきです。

（4）咬合検査の結果について
　繰り返しになりますが、咬合紙やオクルーザルインディケーターの結果のみで咬合接触の調整箇所を判断するには情報が少なく、義歯の触診や聴診から得られた結果と照合し、総合的に判断されるべきです。ここで、義歯の咬合に関する主訴と検査結果、咬合の診断と調整についての例を提示します（**図17e、f**）。

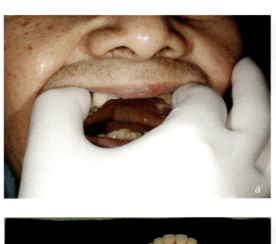
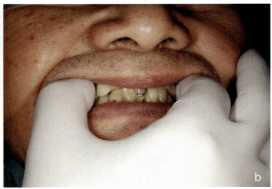
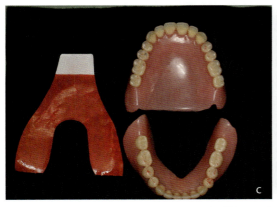
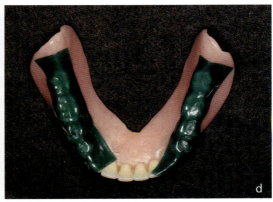
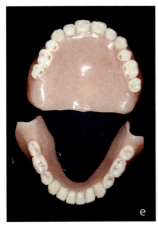
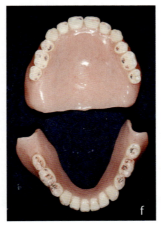

図17 （a）全部床義歯は維持装置がないため、咬合不正があれば、義歯の動揺が引き起こされる。したがって、義歯を写真のように親指と人差指で固定してから咬合させる。
（b）義歯が所定に位置に収まっているのを確認してから咬合させ、中心咬合および側方咬合時の干渉を触診し、干渉箇所を推察する。
（c）咬合紙は側方運動の接触箇所の記録を行った後に、異なる色で中心咬合位の接触点の記録を行う。接触の強い箇所は接触点の中央に咬合紙の色が印記されないため、ほかの接触点と比較して接触の強弱を識別する。
（d）オクルーザルインディケーターワックスは、下顎人工歯咬合面に貼付し、患者にタッピングを指示して接触の均等性を視覚的に確認する。早期接触がある箇所はワックスが除去され、人工歯が露出するため、調整箇所が容易に判断できる。
（e）来院時に左側の「咬み合わせが高い」を主訴に来院。咬合検査の結果、左上臼歯部機能咬頭接触点中央の印記が消失を認め、右側と比較して強い咬合接触の存在を確認できた。
（f）「5 6 7 の順で中心窩をカーボランダムポイントで削除した後の検査結果。患者の主観からも左側の咬み合わせの高さは軽減している。

Chapter 2
2 支持にかかわる診察項目と検査法

　義歯の支持に問題がある場合、患者からは「痛みのため噛めない」、「力が入らない」などの訴えがあります。

1　口腔内の診察

1）粘膜の被圧縮度および緩衝
（1）支持能力の高い粘膜
　支持にかかわる口腔内の診察は、義歯床が被覆している粘膜を触診で診察をします。良好な粘膜の要件は、①粘膜下の組織と骨膜が堅固に付着、②十分な密度と厚さを有する、というものです。

（2）支持能力に劣る粘膜
　十分な厚みがない粘膜や粘膜下組織と骨膜が堅固に付着していない場合、支持能力が劣る粘膜となります。前者は上顎口蓋正中部（図1a）や、下顎骨隆起（図1b）がそれに該当し、後者は顎骨の異常吸収と粘膜の肥厚を伴うフラビーガム（図1c）がそれに該当します。いずれも支持が期待できないため、機能圧の負荷を意図的に避ける措置を義歯に行います。いわゆる義歯床粘膜面と粘膜を意図的に接触させない緩衝（リリーフ）空隙の設置です。また、床縁の不適切な刺激により形成される義歯性線維症（図1d）も支持の低下をまねくことがあります。

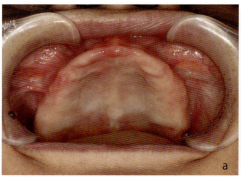
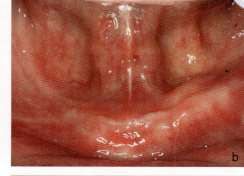
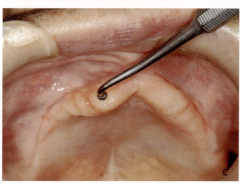
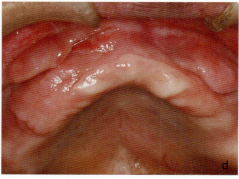

図1　(a) 著明な口蓋隆起はないが、口蓋正中部の貧血状態から粘膜の菲薄であることが推察される。
(b) 下顎左側舌側に存在する下顎隆起。
このような十分な厚みがない粘膜、粘膜下組織と骨膜が堅固に付着していない粘膜は支持能力が劣る。
(c) フラビーガムは機械的刺激に伴い支持骨の吸収が急速に進み、粘膜下組織と骨膜が堅固に付着していることと、機能圧に対して容易に偏位するため支持能力が劣る。
(d) 義歯床縁の不適切な形態によって引き起こされる刺激により形成される義歯性線維症が支持域に存在する場合、支持能の低下をまねくことがある。

2 義歯の検査

支持にかかわる義歯の検査は、機能圧を義歯床粘膜面で負担する能力を高める要素である義歯床の被覆面積および床粘膜面の適合を確認します。また、咬合高径の設定などの影響で機能圧が過大になっていないかなどを確認します。

1) 義歯床粘膜面
(1) 義歯床の面積

床面積の不足は、支持粘膜の単位面積あたりの機能圧の支持負担を増大させ、疼痛を引き起こす可能性があります。また、疼痛を起こさない場合でも、支持負担能力の低下による咀嚼能率の減弱をまねくことが推察されます。適切な義歯床の大きさは、精密印象時の筋圧形成によって義歯床縁が口腔周囲に存在する筋の影響を受けない位置となり、適切な歯床の被覆面積は「大きすぎず（図2a）」かつ「小さすぎず（図2b）」ということになります。しがたって床面積の検査は、維持の項で触れたように、適量のホワイトシリコーンを用いて、筋圧形成時の指示方法にならい、患者に口腔周囲の筋を運動してもらい、適切な大きさなのかを確認します。義歯床面積が小さい場合はピックアップ印象にて模型を製作した後、床外形線を設定し（図2c）、義歯床縁を常温重合レジンで延長します（図2d）。そして、咬合関係が適正なことを確認したうえでリラインを行い、適合の改善を図ります（図2e）。

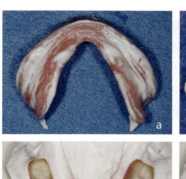
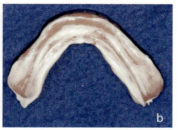
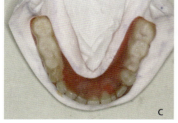
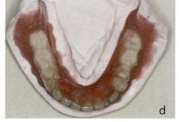
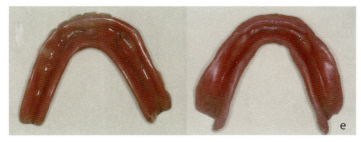

図2 (a) 床縁が適合検査材が印記している筋の動き以上に頬側および舌側ともに長く、必要以上の床面積を有していることがうかがえる。
(b) レトロモラーパッドが被覆されていないため床面積の不足がうかがえる。また、舌側の床縁が短いため必要十分な床面積を有していないことで、粘膜面の単位面積あたりの負担能力が増大する。
(c) 床面積が明らかに小さい場合は、義歯のピックアップ印象を行い、模型を製作する。
(d) 模型上で必要な義歯の大きさを推定し、不足している義歯床面積を回復するために常温重合レジンを用いて床縁を延長する。
(e) 義歯床の延長をした後、リラインを行い適合の改善を図る。

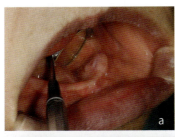
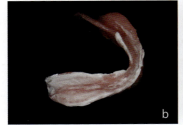
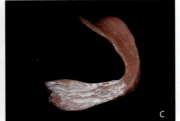

図3 （a）義歯床被覆面積が適切であっても、適合状態が不良であれば、機能圧の義歯床粘膜面における単位面積あたりの負担能力を増大させる。本症例の場合、下顎左側犬歯相当部舌側に潰瘍を認めて来院した。義歯床の大きさは適切である。
（b）シリコーンペーストによる適合検査の結果、潰瘍形成箇所に加圧箇所を認め、周囲の不適合が観察され、義歯床の支持負担能の減少が確認された。
（c）ペースト系適合材による適合検査の結果でも、潰瘍形成箇所に加圧箇所を認め、有効な支持域である頬棚はブラシマークが残されており、支持能力を発揮できていないことが観察される。ペーストが周囲に流れた範囲をカーバイドバーなどで削除し、支持負担能力範囲を増加させる対応を行う。

（2）義歯床粘膜面の適合

仮に、義歯床の面積が適切であっても、適合状態が不良で、粘膜面との接触面積が減ることにより、単位面積あたりの機能圧の支持負担を増大させるため、咀嚼したときの疼痛に結びつく可能性があります（図3a）。検査はホワイトシリコーンを用いた適合検査を行います（図3b）。また、口腔内で局所的に潰瘍やびらんを形成している場合などはペースト系適合材（図3c）を用いて、加圧箇所を絞り込む検査を行います。

2）義歯床粘膜面への機能圧

（1）咬合高径

義歯床の面積および適合も適正で機能圧の支持負担能力を十分有している場合でも、機能圧自体が許容範囲を超えて強い場合には疼痛を引き起こすことがあります。新規に製作した義歯で、咬合高径が高く設定され、持続的に強い機能圧が粘膜に負荷され、下顎粘膜面全体に疼痛や灼熱感を引き起こすのがその一例です。

適正な咬合高径の設定位置は最大咬合力を示す位置から、安静空隙分を引いた高さとされており[1]、仮に最大咬合力を発揮する咬合高径が設定された場合、上記のように持続的に強い機能圧が粘膜に負荷されます。このようなことが疑われる場合、適正な安静空隙量（2～3mm）の確保、適正な顔貌形態の視診など、咬合高径に関する診察を行い、総合的に適否を判断します。

文献
1）市川哲雄, 大川周治, 平井敏博, 細井紀雄 編：無歯顎補綴治療学 第3版. 東京：医歯薬出版, 143, 2016.

Chapter 2
3　安定にかかわる診察項目と検査法

　義歯の安定に問題がある場合、患者からは主に「食事のときに動いてしまう」など機能時の不具合に関する訴えがあります。

義歯の検査

　食物の咀嚼時に義歯が動かず円滑に食事ができることが望まれます。咀嚼サイクルの第2相である上下顎義歯人工歯列の間で片側に食物が介在しているときと、咀嚼のサイクルの第3相である上下顎の歯の接触時においてバランスの取れた状態が、義歯の安定を保証します。前者は「片側性咬合平衡」後者は「両側性平衡咬合」になります（図1）。

1）片側性咬合平衡＝人工歯の排列
（1）片側性咬合平衡の検査
　食物を片側で咀嚼した時に義歯に伝わる力を模擬的に再現します。簡便な方法として義歯を装着しているときに臼歯部の人工歯を手指で片側ずつ指圧し、義歯の離脱を確認します（図2a）。より実際的には、上下顎の義歯を装着し、割りばしまたはロールワッテを片側の臼歯部に介在させ、噛み込むように指示し、反対側からの義歯の離脱の有無を確認します（図2b）。離脱がある場合は臼歯部の人工歯排列に問題があることが推定されるため、上下顎臼歯部の排列を確認します。

（2）人工歯排列の診察
　片側性咬合平衡が取れていない場合、人工歯の排列を確認し、平衡を阻害している原因を診察し推察します。臼歯部の人工歯排列は歯槽頂を支点、食物が介在している人工歯列（作業側）が力点、食物を介在していない反対側の人工歯列（平衡側）が作用点となる第1種てこに置き換えることができます（図3）。義歯の安定を図るには、なるべく力点（作業側）と歯槽頂（支点）とが近接し、作用点（平衡側）の力を僅少にすることが望まれます（図3）。臼歯部の人工歯排列は、歯槽頂に対して「内過ぎる」でも「外過ぎる」でもなく、咬合平面に対して「上過ぎる」でも「下過ぎる」でもなく、かつ歯列が「後ろ過ぎる」ことがないことが重要です。以下の基準に沿って、それぞれの位置関係を診察します。

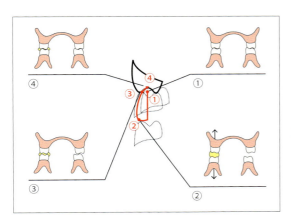

図1　食物の咀嚼時に義歯が動かず円滑に食事ができることが望まれるが、咀嚼サイクルの第2相である上下顎の歯の間で片側に食物が介在しているときと、咀嚼のサイクルの第3相である上下顎の歯の接触時においてバランスの取れた状態が、義歯の安定を保証する。前者は「片側性咬合平衡」、後者は「両側性平衡咬合」と呼ばれる。

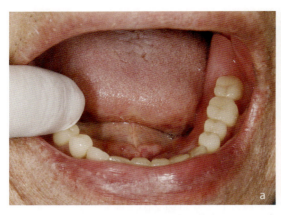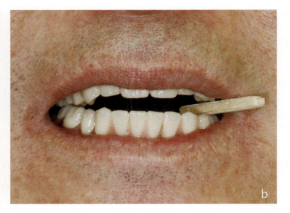

図2 （a）食物の片側での咀嚼時に義歯に伝わる力を模擬的に再現する。義歯を装着した状態から臼歯部の人工歯を片側ずつ手指で指圧し、義歯の離脱の有無を確認する。
（b）割箸またはロールワッテを片側の臼歯部に介在させ、噛み込むように指示し、反対側からの義歯の離脱の有無を確認する。写真は左側咬合時に右側臼歯部が接触しているため、片側性咬合平衡が不良であることがわかる。

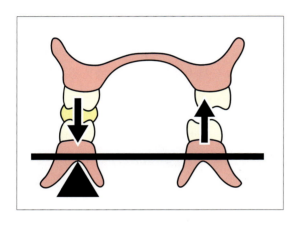

図3 臼歯部の人工歯排列は歯槽頂を支点、食物が介在している人工歯列（作業側）が力点、食物を介在していない反対側の人工歯列（平衡側）が作用点となる第1種てこに置き換えることができる。

❶ 臼歯部人工歯排列の頬舌的な位置関係の診察

臼歯部人工歯排列はすでに述べたように可及的に歯槽頂に近接した位置に排列されていることが望ましく、上下顎義歯を義歯用粘膜面および後方から観察し、歯槽頂線との位置関係を確認します（図4a）。また、下顎では咬合面からパウンドラインに対する位置を観察する方法も有用です（図4b）。下顎臼歯部人工歯舌側咬頭は、パウンドラインと一致することが望ましく、それより内側にある場合は舌房の侵害による違和感や咬舌を引き起こし（図4c）、それより外側にある場合は下顎義歯の安定の阻害と咬頬を引き起こすことが考えられます（図4d）。

❷ 臼歯部人工歯排列の仮想咬合平面に対する位置関係の診察

望ましい仮想咬合平面より低い場合、上顎義歯の安定阻害、高い場合は下顎義歯の安定阻害を引き起こします。設定されている仮想咬合平面の診察は、まず、中切歯切縁と上唇下縁の位置関係の適否を確認し、そのうえで上顎に咬合平面板を当て、カンペル平面との平行性を確認します（図5a、b）。下顎の義歯は前歯部切縁と下唇上縁の位置関係の適否を確認し、そのうえで臼歯の咬合平面とレトロモラーパッドの関係を確認します（図5c、d）。また、装着した状態で舌が臼歯部人工歯を被覆した位置にあるかを確認します。

❸ 臼歯部人工歯排列の前後的な位置関係の診察

レトロモラーパッド近心から臼歯部顎堤にかけて斜面を形成している場合、斜面上の人工歯に機能圧を加えると、下顎の義歯を前方に移動する力が働き、安定を阻害します（図6）。このようなときは、該当部の接触を可及的に減ずるよう調整し緩和する対応が必要な場合があります。

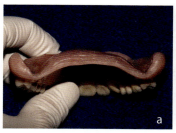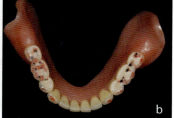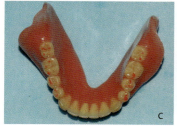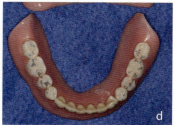

図4 （a）上下顎義歯を義歯用粘膜面および後方から観察し、歯槽頂線との位置関係を確認する。本症例では左側臼歯部の排列が歯槽頂より頰側に排列されていることが確認できる。
（b）パウンドラインに対する下顎臼歯部の舌側咬頭の一致を観察する。写真の症例はパウンドラインと臼歯部の舌側咬頭が一致しており、排列としては適正であることが確認できる。
（c）本症例のようにパウンドラインに対して左側の臼歯部排列が内側にある場合、舌房を侵害し、違和感や咬舌を引き起こす可能性がある。
（d）本症例のようにパウンドラインに対して両側の臼歯部排列が外側にある場合、下顎義歯の安定不良や咬頰を引き起こす可能性が確認できる。

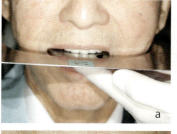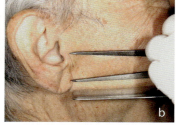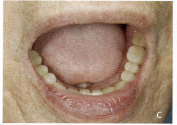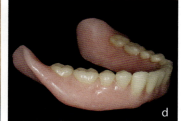

図5 （a）上顎に咬合平面板を当て、両瞳孔線との平行性を前方から目視する。本症例の場合、前方から観察する限り咬合平面の極端な傾斜は求めない。
（b）カンペル平面との平行を確認する。本症例の場合、上顎仮想咬合平面が下方へ設定されていることが疑われる。
（c）下顎の義歯の咬合平面の適否は、前方の基準として前歯部切縁と下唇上縁の位置関係を確認する。本症例の場合、排列位置が若干下方に設定されていることが疑われる。
（d）後方の基準として、臼歯部を連ねた平面が上下顎的にレトロモラーパッドのおよそ1/2の高さとなることを確認する。本症例の場合、若干下方に設定されていることが確認できる。

3　安定にかかわる診察項目と検査法

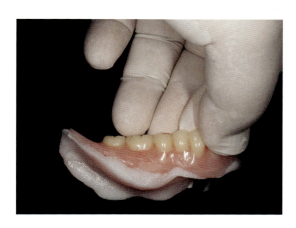

図6 レトロモラーパッド近心から臼歯部顎堤にかけて斜面を形成している場合、斜面上の人工歯に機能圧が加えると、下顎の義歯を前方に移動する力が働き安定を損ねる。

2）両側性平衡咬合

（1）両側性平衡咬合の検査

維持にかかわる咬合検査で述べた点について行います。主訴として「噛み込んだときに義歯が動く」など、咀嚼第3相での訴えを聞き出すことがポイントとなります。以下の順序に従い、咬合の検査をすることが望ましいと言えます。

❶ **咬合接触時の咬合音（聴診）**

中心咬合位でタッピングしたときに、咬合接触が良好であれば、高い音であるかを聴診します。

❷ **咬合接触時の義歯の動揺（視診触診）**

患者に下顎の左右運動（歯ぎしりをするよう指示）し、上顎の全部床義歯の動きの有無を確認します。次いで、親指と人差指で上顎義歯を押さえて早期接触の位置を触診します。

❸ **咬合検査材による咬合接触検査**

咬合紙における検査の目的は上記の診察の後に、推定される調整箇所の絞り込むことにあります。最初に下顎運動時の上下顎の接触を印記し（**図7a**）、その後、異なるカーボン色で中心咬合位の印記し（**図7b**）、下顎運動時と中心咬合時の接触箇所を識別し、検査結果の観察と解釈を行います。咬合紙（厚さ約32μ）および咬合フィルム（厚さ約32μ、両面タイプ）は歯列に合わせて折り、検査を行います。また、あらかじめ、馬蹄形に形成された咬合紙があります。

以上、「維持」「支持」「安定」に関する患者の主訴に基づいた診察・検査項目とその実施方法について記載しました。臨床では「維持」「支持」「安定」の主訴が単独ではなく、複合している場合が多いと思われます。患者の主訴を十分聴き取り、患者の主訴が「維持」「支持」「安定」どの要素に関連するのかを解釈して、適切な診察および検査法を選択し、観察結果を記録し問題解決の糸口を探る思考が重要ではないでしょうか。

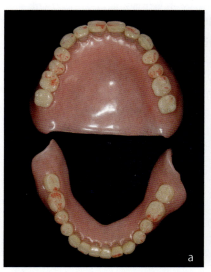 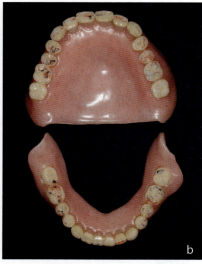

図7 （a）咬合紙における検査の目的は上記の診察の後に、推定される調整箇所の絞り込むことにある。最初に下顎運動時の上下顎の接触を印記する（赤）。（b）その後、異なるカーボン色（青）で中心咬合位を印記し、下顎運動時と中心咬合時の接触箇所を識別し、検査結果の観察と解釈を行う。

Chapter **3**

全部床義歯における
高頻度プロブレムと問題解決

Chapter 3
1 口を開けると上の入れ歯が外れる

S 主訴：大きく口を開けると上の入れ歯が落ちてくる。

主観的情報	大きな口を開けると上の全部床義歯が落ちる。
患者情報	75歳・女性。

欠損：上顎 7＋5 7 欠損

歯科的既往歴：約10年前より上顎には全部床義歯を装着しており、1年前に近医にて新義歯を製作した。義歯装着時の維持安定は良好であったが、1カ月前より、開口に上顎全部床義歯が外れるようになり始めた。痛みはないが、維持のみを主訴としている。

一般的既往歴：糖尿病、脂質異常症の既往があり、毎月内科に通院しているとのこと。現在は投薬のみでコントロールされている。

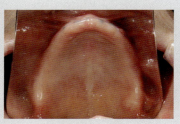 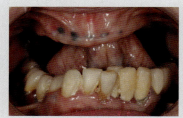 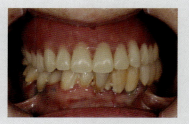

図1　口腔内写真

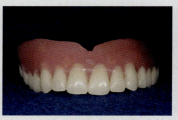 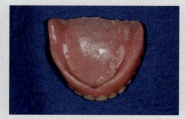 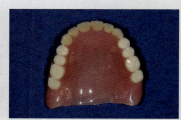

図2　義歯の写真。咬合面観・粘膜面観

主観的情報からの補綴的問題点（プロブレム）
❶ 約1年前に製作した義歯の維持の問題。

E プロブレムに沿った検査項目
① 適合検査
② 辺縁の長さおよび辺縁封鎖
③ 咬合関係（中心、側方）
④ 床研磨面形態

O 観察記録
① 上下顎義歯ともに粘膜面との適合は不適合である。
② 辺縁の長さはある程度は適切であり、極端に短い箇所はない。
③ 触診により側方運動時に、義歯の強い動揺を認め、両側性平衡咬合が確立されていない。
④ 右側の研磨面は下を向いているが、左側の研磨面は上を向いている。

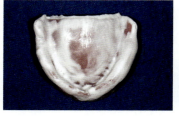

図3　辺縁の適合検査材に厚みが認められる。

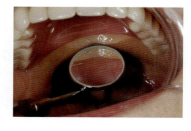

図4　義歯床後縁の中央部には非常に小さなスジ状の凹部があることがあるので、注意深く視診を行う。

A 問題に対する原因／診断

維持の問題
① 義歯床縁の長さと厚さの過不足が考えられる。
② 人工歯排列不良からくる、研磨面形態の不良による維持不良が考えられる。

P 問題解決のための治療計画

義歯の治療計画
① リラインにより、ある程度の辺縁の適合を図る。
② ティッシュコンディショニングにより、さらなる辺縁の適合を図る。
③ 最終義歯の製作。特に人工歯排列位置と研磨面形態に注意する。

▶▶▶ 治療経過

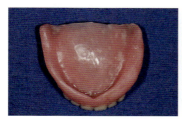
図5　リライニング材による直接リラインを行った。

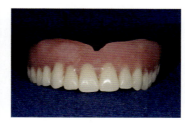
図6　左側の研磨面形態は上を向いている。

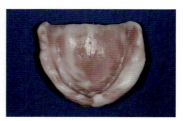
図7　ティッシュコンディショニングによる辺縁の適合を図る。

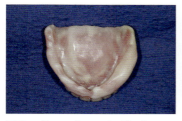
図8　ティッシュコンディショニング1週間後

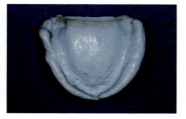
図9　個人トレーのコンパウンドによる辺縁形成を伴う最終印象

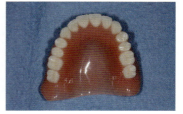
図10　最終義歯咬合面観

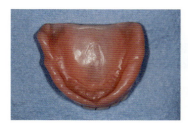
図11　最終義歯粘膜面観

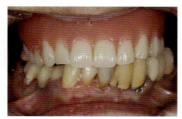
図12、13　装着後の全部床義歯。左側大臼歯は交叉咬合排列とし、左側の研磨面形態が下を向いている。

問題解決のための新義歯製作の治療計画と留意点

❶ 筋形成・精密印象　→　ティッシュコンディショニングされた床縁を参考に辺縁形成を行う。
❷ 咬合採得
❸ 人工歯排列　→　研磨面形態が下を向くよう、また、片側性咬合平衡ができるように臼歯部の排列位置、顎堤頂との位置関係に注意！
❹ ろう義歯試適　→　交叉咬合排列部位の舌房に注意する。
❺ 完成義歯セット

ワンポイント

上顎全部床義歯の研磨面形態
シングルデンチャーは理想的な排列位置が限定されてくるので、研磨面形態に注意！

口を開けると上の入れ歯が外れる

Chapter 3
2　下の入れ歯が浮き上がる

S　主訴：口を開けると下の入れ歯が浮き上がります。

主観的情報　口を開けると下の入れ歯が外れてしまい、うまくものが噛めない。

患者情報　70歳・女性。

　欠損：上下顎無歯顎

　歯科的既往歴：約15年前より上下無歯顎となり、この義歯で3個目の全部床義歯とのこと。1カ月前に近医にて義歯を製作したが、開口時の下顎全部床義歯の浮き上がりを主訴として来院した。

　一般的既往歴：全身状態に問題はない。

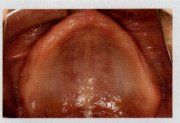
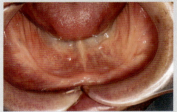

図1　口腔内写真

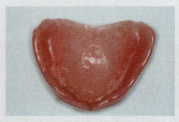
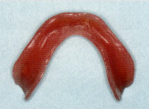
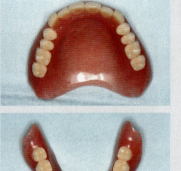

図2　義歯の写真　咬合面・粘膜面

主観的情報からの補綴的問題点（プロブレム）
❶ 開口時の義歯の維持に関する問題。

E　プロブレムに沿った検査項目
① 適合検査
② 辺縁の長さ
③ 下顎前歯の人工歯排列位置
④ 辺縁封鎖

O　観察記録
① シリコーン系適合検査材による下顎義歯の粘膜面の適合は良好である。
② 解剖学的ランドマークは被覆されている。
③ 下口唇を圧排して開口させた際にも義歯は浮き上がる。
④ 舌下腺部にコンパウンドを巻いたところ、開口時の維持安定が向上した。

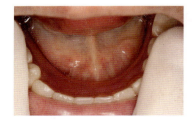

図3　適合検査
視察により床縁と舌下ヒダとの間にスペースを認める。

A 問題に対する原因／診断

1. 床縁の問題
① 開口時に舌が後退位を取りやすく、舌下腺部の辺縁封鎖が確立されていない。

2. 下顎前歯部排列位置の問題
① 下顎前歯部が適切な位置よりも唇側に排列されると、開口時の下口唇の筋圧により義歯が浮き上がる原因となる。

P 問題解決のための治療計画

旧義歯の治療計画
① 舌下腺部の床縁形態の修正を行う。辺縁を封鎖させるためには適切な厚みと長さが必要である。
② 排列位置と舌側の研磨面形態を修正する。

▶▶▶ 治療経過

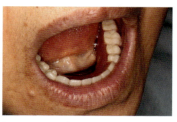 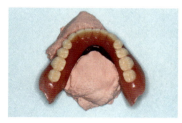 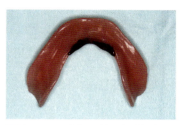

図4 コンパウンドを舌下腺部に添加し、開口時にも義歯が浮き上がらず、維持が改善したことを確認する。

図5 即硬性石膏により、石膏コアを作成する。

図6 コンパウンドにより辺縁の厚みが増されている。

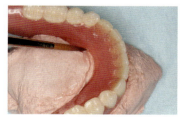 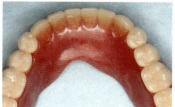 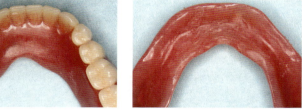

図7 義歯床縁の新鮮面を出し、デンチャープライマー塗布後に、常温重合レジンを添加する。

図8、9 床縁が延長され、さらに厚みが増された後の舌下腺部

問題解決のための新義歯製作の治療計画と留意点

❶ 旧義歯の診察
❷ 予備印象
❸ 筋形成・精密印象 → 辺縁形態に注意。精密印象で適合の向上！
❹ 咬合採得 → 適正な咬合高径の設定に注意！
　　　　　　　　ろう堤のリップサポートの確認！
❺ ゴシックアーチ
❻ 人工歯排列 → リンガライズドオクルージョンの付与、上顎前歯部の排列位置に注意！
❼ ろう義歯試適 → 顔貌と前歯部排列の患者満足度の確認
❽ 完成義歯セット
❾ 義歯調整（リコール）

ワンポイント

下顎前歯部のチェック
下顎義歯が浮き上がる場合、下顎前歯の排列位置もしくは舌下腺部の床縁形態が問題になっていることが多い。どちらが原因なのか適切に判断しよう！

Chapter 3
3 食事をすると上の入れ歯が落ちてくる

S 主訴：上の入れ歯が緩く、食事の際外れやすい。下の入れ歯が痛い。

主観的情報 上顎全部床義歯が、開口しても維持が得られているにもかかわらず、物を噛むと外れてしまう。

患者情報 60歳・女性。
欠損：上顎は無歯顎で全部床義歯装着、下顎は両側性遊離端欠損。
歯科的既往歴：上顎は10年以上前に抜歯し無歯顎となっている。下顎も大臼歯部より順番に抜歯となり遊離端欠損となっている。
一般的既往歴：特記事項なし。

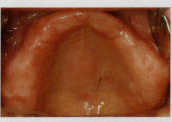 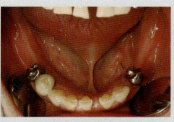 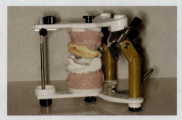

図1 初診時口腔内写真　上顎顎堤は義歯の維持には十分と考えられるが、患者は上顎義歯が緩いとたびたび訴えた。下顎は遊離端欠損で、両側の最後方小臼歯は歯根破折のため抜歯となる。

図2 中心位でマウントした模型。上顎前歯部と下顎臼歯部は吸収し、上顎結節部は下方成長、下顎前歯は挺出。コンビネーションシンドローム様の欠損形態

主観的情報からの補綴的問題点（プロブレム）
1. 上顎無歯顎、下顎前歯部残存の **Kellyのコンビネーションシンドローム様の欠損形態**。
2. 開口時上顎の維持は得られているが、食物が介在し**咀嚼すると維持力が低下する**。

E プロブレムに沿った検査項目	**O** 観察記録
① 顎堤の診察	① 上顎の顎堤は十分な咀嚼粘膜、顎堤の高さ、上顎結節外側のスペースがある。
② 上顎全部床義歯の適合検査	② 上顎全部床義歯はシリコーン系適合検査材で適合検査を行うも良好。
③ 下顎部分床義歯の適合検査	③ 下顎の遊離端義歯の適合は不良であった（修理を行う）。
④ 垂直的顎間距離、下顎位の評価	④ 旧義歯は咬合平面が後ろ下がりで、下顎の遊離端義歯が沈下していることが疑われる。下顎位は左右の偏位はないが、複数の所見から垂直的顎間距離は2〜3mm低下していると評価した。
⑤ 咬合接触状態の診察	⑤ 患者にタッピングさせると、上顎義歯の前歯部に強い咬合紙の印記が現れる。咬合調整し接触を緩めても、翌週には再度強い咬合接触がみられた。下顎がcounterclockwise rotation（反時計回りの回転）したと推測する。
⑥ 人工歯排列位置（片側性咬合平衡）の診察	⑥ 顎堤の前後的位置関係はⅢ級傾向を示し、上顎の人工歯排列位置は第一小臼歯から前方は顎堤歯槽頂よりも頬唇側に排列されている。その部位で、ロールワッテを咬ませると片側性咬合平衡は得られず、上顎義歯は離脱する。
⑦ 咀嚼パターン、咬合干渉の診察	⑦ 咀嚼パターンにて咬頭干渉があると義歯の離脱要因となる。本症例では側方、前方運動時にも干渉は確認できない。
⑧ 咀嚼習慣（噛み癖）の診察	⑧ 下顎遊離端義歯の臼歯部で咀嚼すると痛みがある。どうしても歯が残存する前歯部で咀嚼する習慣がある。

A 問題に対する原因／診断

上顎の全部床義歯の適合が悪くないにもかかわらず、咀嚼時に外れてしまう。そのような場合、多くが咬合に起因すると考えられる。

①咬合の不均等、②チューイングサイクルでの咬合干渉、③人工歯排列位置の問題、④咀嚼時の前噛み習慣。

P 問題解決のための治療計画

上顎全部床義歯の咬合の安定のためには、①タッピング時の均等な接触、②両側性平衡咬合、③片側性咬合平衡、④咀嚼時の奥噛み習慣の確立が必要。

1．咬合調整（プラン1）
使用している義歯を修理し、下顎義歯床の適合を高めた後に咬合調整を行う。臼歯部での咬合支持を確立し、側方運動時に両側性平衡咬合が得られるようにする。上下顎顎堤の位置関係がⅢ級傾向の強い場合は、人工歯を交換し口蓋側寄りの排列で転覆を防ぎ、片側性咬合平衡も確立する。問題が改善すれば新義歯に移行する。

2．下顎前歯部を残根化しオーバーデンチャーに（プラン2）
上顎無歯顎、下顎前歯部残存の症例では、前歯部の咬合接触を除いても、歯根膜感覚のある前歯部で噛もうとする前噛み習慣になっていることが多い。下顎前歯部の歯冠を切断して歯根膜感覚を減弱しオーバーデンチャーとすることで、前噛み習慣を減じることができる。上顎の全部床義歯は臼歯部で噛む習慣ができると安定する。

3．下顎をできるだけリジッドサポートの概念に基づく義歯とする（プラン3）
下顎をコーヌスクローネなどリジッドサポートの概念に基づく義歯とすることで、下顎歯列全体を一体化し、前歯部の感覚を減らし、臼歯部でよく噛める義歯とする。

4．下顎をIARPD（Implant Asisted Removable Partical Denture）による奥噛み習慣の達成（プラン4）
プラン2や3と同様な考え方で、下顎遊離端部に臼歯部咬合支持の増強を目的にインプラントを埋入し、IARPDとすることがある。臼歯部で咀嚼しやすくなり、かつ歯列を一体化し動きの少ない義歯とすることで、奥噛み習慣を達成しやすくする。

5．その他（プラン5）
上下顎を固定式インプラント補綴にする方法、上顎IODとする方法などあるが、骨増生を伴う大きな侵襲が必要となるため除外する。

▶▶▶ 治療経過

本症例では積極的に臼歯部の咬合支持を増やし、前噛み習慣を奥噛み習慣に変えることを意図し、プラン4を選択。

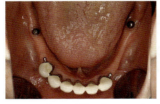 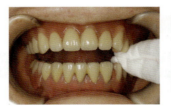 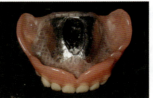

図3　ドーム型アタッチメント装着。臼歯部に埋入したインプラントは支持としての役目を果たす。

図4　片側性咬合平衡。人工歯の排列は片側性咬合平衡が確立できる位置とした。

図5　完成した上顎の全部床義歯と下顎IARPD
下顎前歯部には審美的な目的で歯冠外アタッチメントを装着している。臼歯部のインプラントで奥噛み習慣が達成されることで上顎の全部床義歯も咀嚼時に外れにくくなった。

問題解決のための新義歯製作の治療計画と留意点

1. 旧義歯の診察
2. 旧義歯の修理と咬合調整 → 義歯の適合を改善した後、低下した垂直的顎間距離を改善し、臼歯部での咬合接触を付与する。
3. インプラント埋入 → 臼歯部に部分床義歯の支持としてのインプラント。
4. アタッチメント製作 → 維持力は不要のため、カスタムでドーム型のコーピング。
5. 上顎全部床義歯とIARPDの義歯製作 → 下顎義歯床下にインプラントを埋入することで、臼歯部の咬合支持を増強し、前噛み習慣を奥噛み習慣とする。

ワンポイント

安定した奥噛み習慣の確立

上顎の顎堤が良好で、義歯の維持が得られているにもかかわらず、咀嚼時に上顎全部床義歯が外れるのは、多くが咬合に問題がある。安定して臼歯部で噛めることが義歯の安定につながる。

Chapter 3 - 4 食事をすると下の入れ歯が浮き上がる

S 主訴：食事中に下の入れ歯が浮き上がるんです。

主観的情報 義歯装着直後から食事の際に義歯が浮き上がる。強い痛みはない。

患者情報 73歳・男性。

欠損：上下顎無歯顎

歯科的既往歴：約10年前、う蝕で抜歯を行い上下無歯顎となり、近医にて義歯を製作した。義歯は約4年ごとに製作を繰り返しているという。装着中の義歯は3組目で、約2年前に大学病院で製作したが、装着直後から下顎義歯の浮き上がりが気になっている。咬みしめて強く痛むわけではないが、こすれるような痛みが起きることがある。

一般的既往歴：全身状態は特に問題ない。

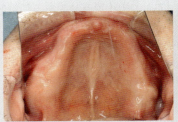 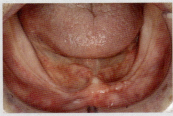 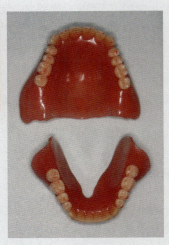

図1　顎堤も比較的良好で、維持の条件は良さそうである。

主観的情報からの補綴的問題点（プロブレム）
1. 約2年前に製作した義歯の<u>維持安定の問題</u>。
2. 強い痛みの訴えはないが<u>食事のときの義歯の動揺</u>を訴えている。

E プロブレムに沿った検査項目

1　義歯の維持に関する検査
① 適合検査
② 辺縁の長さおよび辺縁封鎖
③ 咬合関係（中心、側方）
④ 床研磨面形態

O 観察記録

① 上下顎義歯ともに義歯の適合は良好である。
② 辺縁の長さは良好で、安静時の封鎖は得られている。
③ 中心咬合位において義歯の動揺を認める。
④ 床研磨面形態の不備は認められない。

A 問題に対する原因／診断

維持の問題
① 安静時の義歯の維持は良好であるため、咬合接触の問題であると考えられる。
② 本症例は上顎の顎堤が非常に良好であるのに対して、下顎顎堤の吸収が著しいため、咬合の不調和があるときには、条件の悪い下顎の義歯が動揺すると考えられる。
③ 中心咬合位および側方運動時に咬合干渉が認められたため、改善が必要である。

問題解決のための治療計画

① 義歯の咬合不均衡以外に問題がないため、新製ではなく咬合調整を計画する。
② 中心咬合時および側方運動時における咬合接触の修正。

▶▶▶ 治療経過

1．問題解決のための咬合調整時の注意点
① 全部床義歯は、咬合調整の際に容易に義歯全体が動く（他の補綴装置と異なる）。
② 早期接触によって義歯が動いた状態で、上下顎人工歯が嵌合してしまう。

すなわち、人工歯に印記された咬合紙の色だけを見ていると、義歯が動いたときの咬合接触状態を確認していることになる。その情報だけを頼りにしていると、義歯が動いた状態での均等な咬合接触を目指すことになってしまう。

2．問題解決のための咬合調整時の対策

義歯の動揺を感知するために、義歯両側に手指を添えて咬合させる。咬合紙の使用法は、色だけでなく抜けを見ることで、咬合の不均衡がないかを判断する。中心咬合で左右的に早期接触がある場合には、咬合紙ホルダーで片側ずつ見るよりも、長い咬合紙を折って使用し左右のバランスを評価したほうがわかりやすい。くれぐれも人工歯についた色のみを見て惑わされないように。

咬合検査用ワックスを使用すると早期接触部位のみが抜けるので判断しやすい。ワックスを介在させて咬合紙を咬ませて、咬合紙の印記がワックスの抜けと一致する部位を削除する。

粘着性のあるソフトワックスなので、咬合器付着のための咬合採得材として使用することもできる。強く噛み込ませると義歯が偏位するので注意する。咬合の不調和が大きいときには、ワックスを介在させて咬合器にマウントしてから調整したほうがよい。

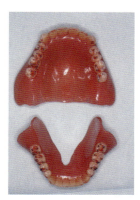

図2　咬合調整後
粘膜面や辺縁部の調整は行わずに、義歯の維持安定を向上させることができた。咬合調整だけで患者の主訴を改善できれば、必ずしも義歯新製の必要はない。

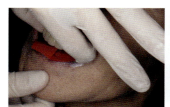 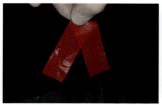 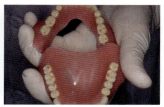 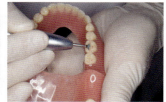

図3　手指を添えて動揺を触知する。　図4　咬合紙の抜けた部位の確認　図5　人口歯の着色部位の確認　図5　得られた情報を総合的に判断して咬合調整を行う。

図7　咬合検査用ワックスを利用した早期接触の検知

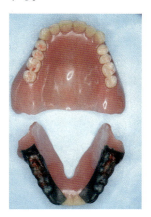

ワンポイント

フルバランスドオクルージョン？　リンガライズドオクルージョン？

口腔内で動揺する義歯に、フルバランスを目指して適切な咬合調整を行うのは難しい。咬合器にマウントしないで咬合調整するならば、上顎頬側咬頭と下顎舌側咬頭を削除して、リンガライズドオクルージョンに近づけるイメージで調整する。その際にも義歯に手指を添えて、義歯の動揺を触知しながら行う。

Chapter 3
5　食事をすると痛くて食べられない

S　主訴：食事時の疼痛、咀嚼障害。

主観的情報　カチカチしても痛くないのだが、食事をすると痛い。

患者情報　80歳・女性。

　欠損：上顎残根上義歯、下顎無歯顎

　歯科的既往歴：10年前に下顎前歯を抜歯して下顎は全部床義歯となった。以来、時々発生する疼痛に悩まされながら、義歯安定剤も使用しつつ、全部床義歯を使用してきた。昨年、新義歯を製作・装着した。しかしながら、やや硬い食物を食べると右側臼歯部や前歯部に疼痛がある。

　一般的既往歴：心筋梗塞の既往があり、5カ月に1度通院しているとのこと。血糖値がやや高めと指摘されているが、加療はしていないとのこと。

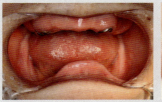 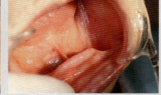

図1　口腔内写真

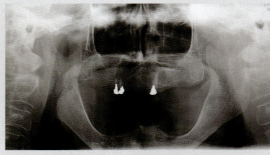

図2　パノラマエックス線写真

主観的情報からの補綴的問題点（プロブレム）

1. 約2年前に製作した義歯による**疼痛の問題**。
2. 食事のときの痛み。
3. 前歯部顎堤が高く残存している。
4. 臼歯部は著しく吸収している。
5. レトロモラーパッドを十分覆っていない。
6. 上顎の顎堤が大変良好で、そのために咬合平面が下がり気味である。
7. 上顎結節とレトロモラーパッドとの間隙が小さいため、下顎義歯後縁の設定が難しい。

E　プロブレムに沿った検査項目

① 疼痛部位の検査
② 咬合高径の検査
　　顔貌観察
　　安静空隙の測定
③ 適合検査
④ 辺縁の長さおよび辺縁封鎖
⑤ 咬合関係（中心、側方）
⑥ 床研磨面形態

O　観察記録

① 前歯部顎堤の歯槽骨の鋭縁、顎堤最下部の褥瘡性潰瘍、外斜線部の疼痛
② 咬合高径の検査：
　　上顎顎堤は良好なため顔貌はさほど老人性顔貌ではない。
　　下顎安静空隙は4mm（咬合高径わずかに低下の可能性）
③ 下顎義歯は粘膜面との適合はやや不良である。
④ 辺縁封鎖は不足。臼後隆起部まで達していない。
⑤ 中心咬合位において右側後方臼歯の早期接触を認める。右方および前方運動において干渉あり。
⑥ 頬側の極度の形態の不備は認められない。臼歯部の排列が舌側に偏位しているため、舌側研磨面の形態不良が推察される。

A 問題に対する原因／診断

1. 支持の問題
① 臼歯部顎堤が著しく吸収し、前歯部が高く残っており（パノラマ上では下顎骨の高さは十分ある）前後的に義歯が回転しながら滑りやすい顎堤形態である。事実、旧義歯の臼歯部に指を置き揺らすと横方向はさほどではないが、前後方向に回転しながら動揺（スイング）する。
② 前歯部の顎堤は粘膜下に骨の鋭縁が触知される。

2. 維持の問題
辺縁（舌下腺部と臼後隆起部）がやや短い。開口し、少し待っていると浮き上がってくる。

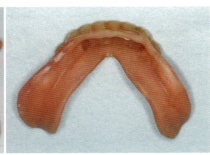

図3　旧義歯

P 問題解決のための治療計画

1. 旧義歯の治療計画
① 不適合の改善および辺縁の長さと形態の修正のため、直接リラインを行う。特に舌下腺部の辺縁封鎖と臼後隆起の脇の部分に注意して辺縁を伸ばす。
② 臼後隆起部の辺縁形態を適切に調整するため、わずかに咬合高径を挙上する（旧義歯では、上顎結節との間に十分なスペースがないように見えるため、延長しそこねたと思われる）。

2. 新義歯の治療計画
修正された旧義歯を参考に新義歯を製作する。前歯部顎堤に関しては限局的な軟質リラインをする可能性がある。

▶▶▶ 治療経過

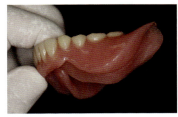 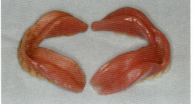 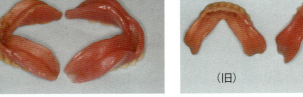

(旧)　(新)

図4　臼後隆起をしっかり覆うことができた。

図5、図6　旧義歯に比べ、新義歯は臼後隆起部まで適切に延長されている。

問題解決のための新義歯製作の治療計画と留意点

❶ 旧義歯の診察	➡	（改造された旧義歯をチェック）
❷ 予備印象	➡	（臼後隆起の周囲を鮮明に。頰粘膜を押し過ぎないように）
❸ 筋形成・精密印象	➡	辺縁形態に注意！モデリングコンパウンドを軟らかく！
❹ 咬合採得	➡	適正な咬合高径の設定に注意！旧義歯よりわずかに高め（パッド部で上顎義歯と干渉しないために）。
❺ 咬合様式	➡	リンガライズドオクルージョンの付与が望ましい。
❻ ろう義歯試適	➡	水平被蓋と上下口唇のバランス。
❼ 完成義歯セット	➡	指で義歯を顎堤に押したときのピタッとした感覚を大事にする。
❽ 義歯調整	➡	（リコール）

💡 ワンポイント

臼後隆起をしっかり覆うこと

前後方向に義歯がスイングしがちな顎堤形態をしている。そのスイングを止めることができるのは、粘膜面の精密な適合と、臼後隆起周囲を過不足なく、かつ適合よく覆うこと、そしてわずかに動きを許容する粘膜面のリリーフ（前歯部、顎舌骨筋線、外斜線）である。

5　食事をすると痛くて食べられない

Chapter 3
6 歯ぐきが全体的に痛い

S 主訴：下の入れ歯を入れると全体的に歯ぐきが痛む。

主観的情報　下顎義歯装着後、時間が経つと床下粘膜が全体的に痛くなり、義歯装着が苦痛になる。また、飲み込む唾液がなくなるように感じる。

患者情報　72歳・女性。

欠損： $\dfrac{7\,6\,2\,+\,7}{7\,+\,7}$

歯科的既往歴：6カ月前に上顎部分床義歯と下顎全部床義歯を製作した。下顎義歯装着後、時間が経つと床下粘膜が全体的に痛くなり、義歯装着が苦痛になる。

一般的既往歴：高血圧と脂質異常症は、服薬にてコントロールされている。1カ月前に、眼科でドライアイと診断され、点眼薬を使用している。

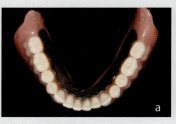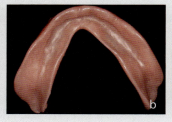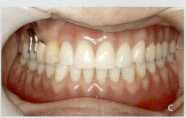

図1　義歯の写真
（a）咬合面観、（b）粘膜面観、（c）義歯装着時正面観

主観的情報からの補綴的問題点（プロブレム）
❶ 義歯床を硬質材料にしたことによる**維持の問題**。
❷ ドライマウスと異常機能的習慣（ブラキシズム・クレンチング）による**支持の問題**。

E プロブレムに沿った検査項目	**O** 観察記録
1　生体側の支持に関する検査 ① 顎堤の吸収状態 ② 粘膜の粘膜厚さ、被圧縮度 ③ 粘膜下組織の状態 ④ 口腔湿潤度	① 前歯部の顎堤吸収によりオトガイ筋付着部が認められる。 ② 顎堤吸収が菲薄化し、被圧縮度が低い。 ③ 粘膜下組織が薄い。フラビーガム（粘膜組織の線維性増殖）は認められない。 ④ ドライマウスが認められる。
2　義歯の支持にかかわる検査咬合状態 ① 義歯粘膜面の適合状態 ② 義歯床粘膜面の被覆面積	① 義歯床辺縁形態および義歯床粘膜面の適合状態は良好である。 ② 義歯床粘膜面の被覆面積は問題ない。
3　機能圧の検査 ① 咬合検査 ② 咬合高径の検査 ③ 異常習癖の有無	① 中心咬合位偏心運動時の咬合状態は良好である。 ② 旧義歯と新義歯の咬合高径は、ほぼ同じである。 ③ 右側習慣性咬合、クレンチングの自覚がある。対合歯 5 4 3 があり、咬合力が右側にかかりやすい。

全部床義歯における高頻度プロブレムと問題解決

A 問題に対する原因／診断

1. 緩圧の問題
　菲薄化した床下粘膜が強い咬合力に適応することができず、慢性疼痛を起こしたと考える。

2. 床下粘膜の慢性疼痛の問題
　ドライマウスを原因とした、唾液分泌量低下による床下粘膜の慢性疼痛が考えられる。

3. TCHの問題
　著しいクレンチングの自覚症状があることから、TCHを原因とした下顎義歯圧迫による床下粘膜の慢性疼痛が考えられる。

P 問題解決のための治療計画

1. 緩圧の問題（軟性リラインの適応）
① 義歯装着時の強い咬合力やブラキシズムに対し、軟質リライン（間接法）を既存の義歯床粘膜面および義歯床辺縁に行い緩圧を図る。
② 軟質リラインを行うにあたり、床下粘膜の改善を行い、既存の義歯の咬合・形態・適合に異常がないことを確認する。
③ 軟質リラインの厚みを考慮し、ティッシュコンディショナーの厚みが1mm以上とれるように義歯床粘膜面調整後、ダイナミック印象（機能印象）を行う。

2. 床下粘膜の慢性疼痛の問題（義歯装着時におけるドライマウスの対応）
　義歯装着時における唾液分泌量低下が認められる場合、唾液分泌量低下を副作用とする薬剤の変更や軽減・唾液分泌改善薬の服薬・唾液腺マッサージや口腔体操などの口腔機能リハビリテーション・人工唾液や、保湿剤の使用等で対応する。

3. TCHの問題（義歯装着時におけるTCHの対応）
① 日中のTCH是正を図る。
② 就寝中の義歯装着は避け、義歯床下粘膜を休ませる。

▶▶▶ 治療経過

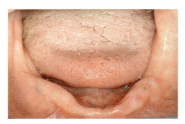

図2　口腔内写真

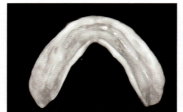

図3　ティッシュコンディショナーによるダイナミック印象（粘膜面）

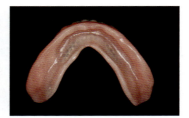

図4　軟リライン（粘膜面）

問題解決のための新義歯製作の治療計画と留意点

❶ 軟質リラインの前処置 ➡ ダイナミック印象を行う前に、床下粘膜が改善されているか、既存の義歯に適切な咬合・形態・適合が付与されているかを確認する。

❷ ダイナミック印象 ➡ 軟質リライン材は切削調整が困難である。軟質リラインの術後調整を最小限にするために、ダイナミック印象で部分的な過圧がなく均一な印象採得を行う。

ワンポイント

軟質リラインの適応
　軟質リラインは、通常の床用レジンで対処することができない強い咬合力や脆弱な床下組織に対し、緩圧作用を期待して用いられているため、適応症例の確認を十分に行う。

Chapter 3
7　噛めない、噛み切れない（力が入らない）

S　主訴：痛くはないが、うまく噛み切れません。

主観的情報　義歯の痛みはないが、最近、噛み切れないものが多くなってきた。

患者情報　70歳・女性。
欠損：上下顎無歯顎
歯科的既往歴：約6年前にう蝕で抜歯を行い上下無歯顎となり、大学病院にて義歯を製作した。約1年前から徐々に噛みにくさを感じるようになってきたが、痛みがないのでそのままにしていた。最近、噛み切れないものが多くなってきたので、近医で義歯調整を受けたが改善はなかったため、大学病院を受診した。
一般的既往歴：血圧がやや高め（140/95）だが、内科では食事・運動療法のみ。

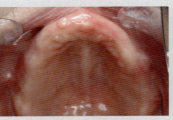
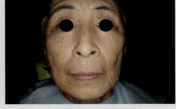
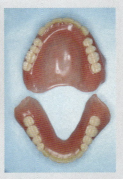
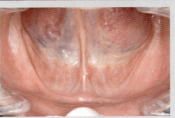

図1　顎堤は上顎は良好、下顎は著しく吸収している。

図2　顔貌所見は、鼻唇溝や口唇の様子から著しい咬合高径低下は認められない。Willis法を適用すると2〜3mm低下している。義歯の適合には問題は認められない。

主観的情報からの補綴的問題点（プロブレム）
1. 約6年前に製作した義歯の咀嚼に関する問題。
2. 痛みの訴えはないが食事の噛み切りにくさを訴えている。
3. 近医で調整を受けたが、噛みにくさは変わらない。

E　プロブレムに沿った検査項目	O　観察記録
1　緩圧に関する検査 ① 適合検査	① 上下顎義歯ともに義歯の外形はおおむね良好である。安静時の維持は上下顎ともに良好である。
2　義歯の咀嚼に関する検査 ① 顎堤の検査 ② 人工歯の検査 ③ 咬合接触の検査 ④ 咬合高径の検査	① 顎堤は上顎は良好、下顎は吸収している。 ② 人工歯は上下に硬質レジン歯が使用されている。臼歯部の顕著な摩耗が認められる。 ③ 咬合接触は左右で均等に得られており、義歯の動揺もない。 ④ 顔貌所見からは著しい咬合高径の低下は認められない。Willis法を適用すると咬合高径は2〜3mm低い。安静空隙は約5mm。

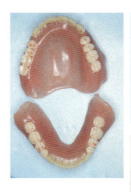
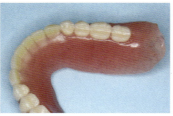
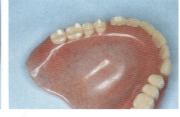

図3 臼歯部人工歯の顕著な摩耗

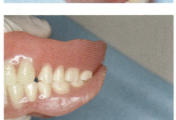

図4 咬合高径が低下し、義歯床が接触している。

A 問題に対する原因／診断

1．人工歯の問題
① 左右臼歯部に均等に接触はみられ、機能時の義歯の動揺はないことから、咬合平衡の問題ではなく摩耗した人工歯形態の問題と考えられる。
② 硬質レジン歯にはファセットの形成と裂溝の消失が認められる。咬合力は十分発揮されていたと考えられる。

2．咬合高径の問題
① 顔貌所見からは咬合高径の低下があるかどうか不明だが、力が入らないという訴えと下顎臼歯部人工歯の顕著な摩耗から総合的に判断し、咬合高径は低下していると診断した。
② 咬合高径の低下が、咬合力の低下と咀嚼運動の乱れをもたらしていると考えられるため、改善が必要である。
③ 臼歯部の咬合高径が低下し、上下義歯の後方が接触してしまっている。下顎前方位を取ると上顎人工歯が摩耗した下顎義歯床にまで嵌合してしまう。

P 問題解決のための治療計画

1．旧義歯の治療計画
① 臼歯部咬合面への裂溝の付与。
② 側方運動時の義歯床の干渉の除去。

旧義歯は、現在痛みはなく使用できているため、大きな変更は加えずに咀嚼機能の改善を図る。義歯床での干渉の可能性がある部分を調整し、人工歯には咬合接触点を避けて深く明確な裂溝を付与した。裂溝は食塊の遁路となりスムーズな咀嚼を助ける。

2．新義歯製作
① 問題解決のための新義歯製作時の対策。

顔貌所見には問題がなかったが、力が入らないという訴えと臼歯部レジン歯の状況から咬合高径が低下していると診断したので、前歯部で約5mmの咬合挙上を行った。挙上量が大きいので咬合採得時に一度に上げることは避けて、ろう義歯試適時に顔貌や発音、安静空隙を確認しながら挙上量を再度検討し、チェックバイトを採得した。

咀嚼効率向上と咬頭の磨耗防止の観点から、硬質レジン歯を使用し両側性平衡咬合を付与した。

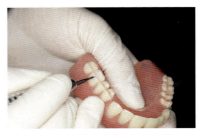

図5 咬合接触点を避けて裂溝を付与する。

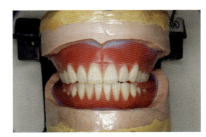

図6 ろう義歯試適時に咬合挙上量を検討し、チェックバイトを採得した。

ワンポイント

咬合高径の評価は慎重に

咬合高径の評価は、複数の情報を総合して行う。顔貌、口唇の見え方や安静空隙量だけで判断してしまうのではなく、義歯人工歯の状態や上下の義歯床後縁の様子も参考にする。咬合高径が低いと判断して挙上した場合には、排列試適時に注意深いチェックが必要である。

Chapter 3
8 食事をすると上の入れ歯が動く

S 主訴：噛めない、噛み切れない（力が入らない）。

主観的情報 最近、話しているときやご飯を食べているときに上顎の義歯が脱離するようになった。

患者情報 87歳・男性。

欠損：上下顎無歯顎

歯科的既往歴：昭和51年頃に上下顎とも無歯顎となり、近医にて初めて上下顎全部床義歯を製作した。昭和61年頃に2個目の義歯を製作したが調整が長引き、手に負えないとの理由から大学病院を紹介された。大学にて製作した3個目の上下顎の義歯を22年間使用後、平成20年に4個目の上下顎全部床義歯を再製作した。平成25年に上顎義歯が脱離するため来院した。

一般的既往歴：特記事項なし。

現病歴：平成20年頃（9年前）に大学病院にて義歯を製作し、不快症状なく使用していたが、平成25年（4年前）4月頃から会話や食事時に上顎義歯が脱離するようになり来院した。

現症：閉口時に早期接触後、下顎義歯は前方へ移動する。このとき臼歯部の接触がないため、後方から上顎の義歯が脱離する。問診時の義歯の脱落はない。

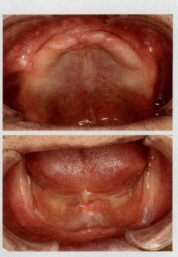
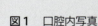

図1 口腔内写真

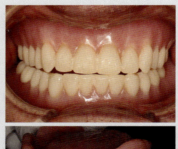
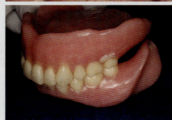

図2 中心咬合位および口外での咬頭嵌合位

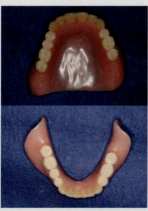
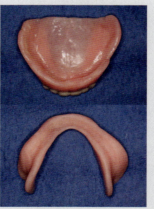

図3 義歯の写真 咬合面観・粘膜面観

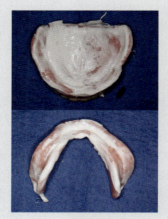

図4 適合検査

主観的情報からの補綴的問題点（プロブレム）

❶ 約5年前に製作した上顎義歯の<u>維持・支持の問題</u>。

E プロブレムに沿った検査項目

1 緩圧に関する検査
① 触診

2 構成要素に関する検査
① 義歯床形態の検査
② 臼歯部排列の検査

3 適合検査
① 義歯内面の検査

4 水平的顎関係位の検査
① 視診

O 観察記録

① 高度な顎堤吸収を認め、上顎顎堤はフラビーガムによる被圧変位量が大きい部位と、小臼歯以降部の粘膜が薄く、被圧変位量が小さい部位が混在する顎堤である。

① 辺縁形態はコルベン状を呈し、床外形は翼突下顎ヒダ、口蓋小窩を含む。
② 臼歯部の人工歯排列は歯槽頂を基準に排列されている。

① 上下顎ともにシリコーン系適合検査材が厚く、顎堤と義歯床内面間に間隙が生じ、顎堤吸収による適合不良となっている。

① 人工歯に咬耗は認められず、口腔外で上下義歯を咬合させると上下義歯は安定する。しかしながら、義歯装着後中心咬合位を取らせると早期接触後、前方へ移動し排列位置と異なる咬合状態を呈する。このとき臼歯部の接触がないため後方から上顎の義歯が脱離する。

A 問題に対する原因／診断

1．支持の問題
　上顎顎堤前方フラビー部と後方菲薄粘膜部の被圧変位量の差が大きいため、咬合力が加わったときに義歯が安定しない。

2．維持の問題
① 顎堤吸収によって適合不良となり、維持力が低下し義歯脱離する。
② 水平的顎関係位設定の誤りで中心咬合位で早期接触が生じた後、義歯が前方に移動する。このことで咬合平衡が破綻し咀嚼時に上顎義歯が維持不良となる。

P 問題解決のための治療計画

1．旧義歯の治療計画（プラン1）
① 咬合の修正：適切な顎関係位にてチェックバイトを採得後、リマウントを行い、咬合器上で咬合の修正を行う。顆路角の調整を行うためスプリットキャストとする。
② 不適合の改善：咬合関係の修復が行われた後、粘膜調整・ダイナミック印象を行い、その後、間接リラインを行う。

2．新義歯の治療計画（プラン2）
① 印象採得：フラビーガム部を偏位させないようにリリーフを行い、口蓋部に遁路を設けた各個トレーと酸化亜鉛ユージノール印象材を用い、無圧印象を行う。
② 確実な水平的顎関係位設定：ゴシックアーチ描記法を利用し咬合採得と顆路角の測定を行い、患者固有の顆路角下にて排列を実施し、両側性平衡咬合を付与する。
③ 排列：スキーゾーンへの排列を避けるため、第一小臼歯を除く排列を行う。

ワンポイント

早期接触と前歯の安定
　バイトのズレによる早期接触は前歯の動揺をまねき、安定を損なう。

Chapter 3
9 　下の入れ歯が動く

S　主訴：食事をすると下の入歯が動く。

主観的情報　普段から下の入れ歯が外れる。食事をすると入れ歯が動いて食べづらい。

患者情報　77歳・女性。
　　欠損：上下顎無歯顎
　　歯科的既往歴：25年前に残存歯が歯周炎で抜歯となり上下顎無歯顎になったという。近医にて上下顎全部床義歯を製作した。21年前に2組目の義歯を製作した。2組目の義歯は数回の調整を重ねたが、改善しないため担当医より当科を紹介された。約10年前に当科にて3組目の上下顎全部床義歯を製作し、6年間使用した後、平成24年に4組目の上下顎全部床義歯を製作し、現在に至る。
　　一般的既往歴：特記事項なし。
　　現病歴：装着中の義歯は4年前に製作し、問題なく使用していたが、昨年頃から会話や食事のときに下顎義歯が脱離するようになり来院した。
　　現症：開口時に下顎義歯の維持不良を認める。上顎義歯は開口時および発音時に脱離を認めない。そのほか異常を認めない。

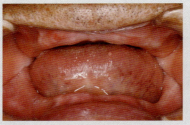
図1　口腔内写真

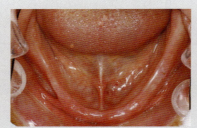
図2　下顎顎堤

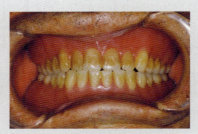
図3　中心咬合位の咬頭嵌合位

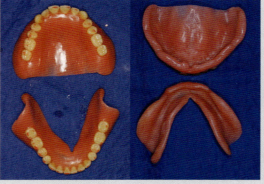
図4　咬合面観と咬合接触・粘膜面観

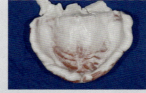
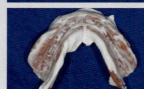
図5　適合検査

主観的情報からの補綴的問題点（プロブレム）
❶ 下顎義歯の維持・安定の問題。

E　プロブレムに沿った検査項目

1　生体側の維持に関する検査
① 顎堤の検査
② 唾液の検査

O　観察記録

① 上下顎ともに軽度の垂直的顎堤吸収を認める。下顎顎堤は頬舌側の平行性があるが、頬舌幅が狭小な箇所を認める。
② 唾液の性状は粘液性であり、十分な流量を有している。

chap. 3　全部床義歯における高頻度プロブレムと問題解決

2　義歯の維持に関する検査	
① 嵌合時の義歯床粘膜面の適合検査	① 上顎は小臼歯部から後縁にかけて不適合を認める。下顎は歯槽頂部を中心に不適合を認める。
② 床縁の検査	② 上顎の床縁は前歯部でやや長く、臼歯部では短い。下顎の床縁は全周にわたり長い傾向にある。
③ 研磨面形態	③ 研磨面形態に問題は認めない。
④ 咬合検査	④ 臼歯部の咬合接触の不足を認め、前歯部の接触を認める。側方運動時に上顎義歯の動揺を認める。

3　義歯の安定に関する検査	
① 咬合平衡に関する検査	① 右側下顎臼歯部指圧時に左側より義歯の離脱を認める。左右側臼歯部の人工歯排列はパウンドラインより頬側に排列されており、特に右側臼歯部は顕著である。
② 臼歯部人工歯排列の仮想咬合平面に対する位置関係	② 仮想咬合平面の設定は適正である。

A　問題に対する原因／診断

1．維持の問題
① 下顎粘膜面の不適合による維持力の低下。
② 下顎義歯床縁の過長により、機能時の筋機能による義歯の維持不良。
③ 中心咬合位の前歯部咬合接触時と側方運動時の平衡咬合の不備による維持不良。

2．安定の問題
臼歯部人工歯排列（特に右側）が基準より頬側に排列していることによる安定不良。

P　問題解決のための治療計画

1．旧義歯の治療計画
① 咬合の修正：チェックバイト採得後、リマウントを行い、咬合器上で咬合の修正を行う。
② 床縁形態の修正：下顎床縁を周囲の筋と調和した形態に修正する。
③ 不適合の改善：①および②を修正した後に、リラインを印象採得し、間接リラインを行う。

2．新義歯の治療計画
① 印象採得：適正な義歯床縁の位置が記録できるように筋圧形成を行い、床縁の決定を行う。
② 確実な咬合高径と下顎位の設定を行い、中心および側方咬合位の調整を行い、両側性平衡咬合の獲得を行う。
③ 下顎臼歯部の排列を適正な頬舌的な位置に排列し、ろう義歯試適時に指圧を加え、転覆しないことを確認後に製作する。

▶▶▶ 治療経過

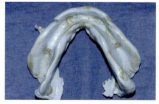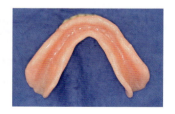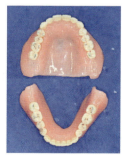

図6　下顎義歯の治療経過

問題解決のための新義歯製作の治療計画と留意点

❶ 精密印象　　→　床縁の適切な大きさを詳細に診察
❷ 人工歯排列　→　安定を損ねない人工歯排列
❸ ろう義歯試適　→　臼歯部の指圧での確認を忘れずに行う。

ワンポイント

食事のときに起こる問題は、安定の検査を！

維持の片側性咬合平衡の検査を行い、排列をチェック！　新義歯製作の重要ポイントになります。

Chapter 3
10 見た目が悪い

S　主訴：見た目が良くない。

主観的情報 ▶ 前歯の見た目が良くない。

患者情報 ▶ 69歳・女性。
　　　　　　欠損：上下顎無歯顎
　　　　歯科的既往歴：平成20年（9年前）に上下無歯顎となり、初めて上下顎全部床義歯を製作した。当初から前歯部の審美性に違和感を訴え、調整を繰り返してきたが、改善されず過ごしてきたという。
　　　　一般的既往歴：高血圧症、糖尿病にて内科受診中。
　　　　　　　現病歴：9年前に製作した義歯を問題なく使用していたが、最近、食事のときに義歯が動揺し、食事がしづらくなったため、新たな義歯を希望して来院した。
　　　　　　　　現症：開閉口時に下顎義歯の維持不良を認める。上顎は問題ない。前歯部は正面観の審美不良を認める。

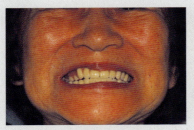
図1　義歯装着時の正面観

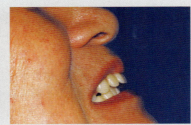
図2　義歯装着時の側貌

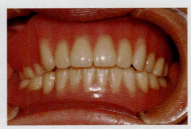
図3　中心咬合位の咬頭嵌合位

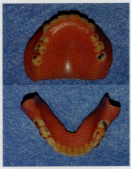
図4　咬合面観と咬合接触・粘膜面観

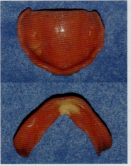

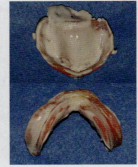
図5　適合検査

主観的情報からの補綴的問題点（プロブレム）
❶ 9年前に製作した上顎義歯前歯部の審美性の問題。

E　プロブレムに沿った検査項目

1　前歯人工歯排列の検査
　① 咬合面観
　② 側方面観
　③ 正面観

2　人工歯の色調の検査

O　観察記録

① 上顎中切歯の位置に問題を認めない。歯列弓の大きさがやや狭いことが疑われる。
② 上唇下縁に対して上顎前歯切縁の位置がやや下方にあることが疑われる。また、水平被蓋がやや大きい。
③ スマイルラインに対して歯頸部の位置が適正でない。右側側切歯と犬歯と上唇との調和が取れていない。正中が作法へ偏位している。

色調に特記すべき問題は認めない。

3　人工歯の形態の検査	
① 鼻翼と犬歯の関係 →	① 左右の鼻翼に対して犬歯尖頭が内側に位置している。
② スマイルラインとの関係 →	② 笑ったときに歯冠の半分が被覆されており、歯間乳頭部が確認できない。
4　咬合高径の検査 →	下顎安静位における安静空隙量は約3mmである。Willisの顔面計測に基づく場合問題を認めない。

A 問題に対する原因／診断

1．前歯人工歯排列
① 歯列弓豊隆がわずかに不足しており、上唇の豊隆が不足している。
② 上顎中切歯の位置がやや下方にあることが疑われる。
③ スマイルラインと人工歯の長径が調和不足である。

2．人工歯の形態
① 1-③から人工歯の長径が長い可能性が疑われる。
② 人工歯の幅径または排列の歯列弓の狭小から、前歯部正面観の人工歯幅が不足している。
③ 右側中切歯と犬歯の排列が上唇に対して上方に位置している。

3．咬合高径
咬合高径がやや高い可能性があり、上下顎前歯の被蓋に影響を及ぼしていることが疑われる。

P 問題解決のための治療計画

1．旧義歯の治療計画（重合済みの人工歯であるため一時的になる）
① 旧義歯では重合済みの人工歯であるため、位置の移動は不可である。
② カーボランダムで上顎の切縁の長さの修正を行う。
③ 右側側切歯および犬歯に常温重合レジンなどを用いて形態修正を行う。

2．新義歯の治療計画
① 咬合採得時に適正な仮想咬合平面と旧義歯より低い咬合高径を考慮した設定に留意する。
② 前歯人工歯のモールドの選択は、標示線に沿った選択をする。
③ ろう義歯試適時に口唇および顔貌との調和について十分確認する。

▶▶▶ 治療経過

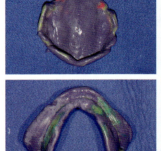
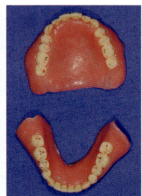
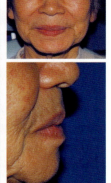

ワンポイント
人工歯の排列だけでない審美性の問題！
「見た目」が主訴の場合、咬合高径の診察も忘れずに！
ろう義歯試適のときは「笑う」、「口唇を閉じる」を行い、側貌からの確認も忘れずに！

図6　新義歯の製作過程と装着時の顔貌

問題解決のための新義歯製作の治療計画と留意点
❶ 人工歯の選択 → 標示線を注意深く記載して、それを基準に選択する。患者の意向も確認。
❷ ろう義歯試適 → スマイルライン・スマイリングラインと排列の調和を必ず確認。

Chapter 3
11 老け顔になっている

S 主訴：口元のハリが足りない。

主観的情報 義歯装着直後より、歯があった頃に比較して口元のハリが足りない。
痛みはないが外れやすく、趣味でコーラスをやりたいが、大きく口を開けると義歯が脱離するため悩んでいる。

患者情報 78歳・女性。
欠損：上下無歯顎
歯科的既往歴：約25年前、歯周病で抜歯を行い、上下無歯顎となり近医にて義歯を製作した。その後、10年前に2組目の製作した。2組目の義歯は咬み合わせると痛むため、最初に製作した義歯を使ってしまっている。
一般的既往歴：変性すべり症にて約14年前に腰部を手術。現在は特に問題ないとのこと。

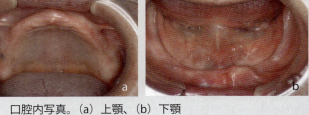

図1 口腔内写真。(a) 上顎、(b) 下顎

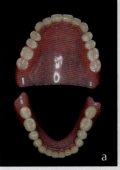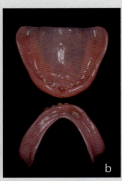

図2 使用していた旧義歯。(a) 咬合面観、(b) 粘膜面観

主観的情報からの補綴的問題点（プロブレム）
❶ 約25年前に製作した義歯による**審美性の問題**。
❷ 開口時や発音時における義歯の**維持に関する問題**。

E プロブレムに沿った検査項目	O 観察記録
1 審美性に関する検査 ① リップサポートの検査 　上顎前歯部の排列位置 　辺縁の厚さ	① リップサポートの検査 　中切歯切端は切歯乳頭より10mmの位置より舌側であり、前歯部歯頸部が歯槽頂に向かって排列されている。 　辺縁の厚さは装着時の顔貌所見（鼻唇角付近）よりほぼ適切である。
② 咬合高径の検査 　臼歯部の咬耗 　顔貌観察 　安静空隙の測定	② 咬合高径の検査 　長期使用による臼歯部の咬耗を認める。 　上口唇の赤唇部が薄く、口角の下降および一部口角炎を認める。 　下顎安静空隙は4.5mm程度である。
2 義歯の維持に関する検査 ① 適合検査 ② 辺縁の長さおよび辺縁封鎖 ③ 咬合関係 ④ 床研磨面形態	① 上下顎義歯ともに粘膜面との適合は不良である。 ② 上顎頬小帯部や下顎舌下部などに辺縁封鎖が不足している。 ③ 中心咬合位にて左側臼歯に早期接触を認める。また、偏心運動時に平衡側の接触は認められない。 ④ 床研磨面形態に著しい不備は認めない。

A 問題に対する原因／診断

1．審美性の問題
① 上顎中切歯切端の位置が切歯乳頭10mm前方より舌側に位置していることによるリップサポートの不足、前歯部歯頸部が歯槽頂に向かうよう排列されていることによる唇側研磨面、口唇との不調和。
② 旧義歯の長期使用、顔貌所見、安静空隙量（4.5mm）より咬合高径の低下が考えられる。

2．維持の問題
① 義歯不適合、および一部辺縁封鎖の不足による維持不良。
② 中心咬合位での早期接触を有し、および偏心運動時における平衡側接触がないことによる維持・安定への悪影響。

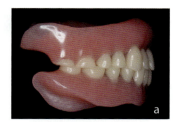
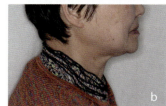

図3 旧義歯側方面観（a）と装着時の顔貌（b）

P 問題解決のための治療計画

1．審美性改善への治療計画
① 適切なリップサポートを得るための前歯部排列：切歯乳頭より前方10mmの位置に上顎中切歯切端を位置づける、また、顔貌をよく観察し適切に設定した唇側辺縁部研磨面から前歯部切端までを滑らかに移行させ、唇側研磨面と上顎前歯唇面を調和させる。
② 適切な咬合高径の設定：与える安静空隙量を2～3mmとし、顔面計測法および口唇の厚み、口角の接触状態の観察から審美的な回復を図る。

2．維持改善への治療計画
① 適切な床外形と適合の付与：よく調整された浮き上がらない個人トレーから無理のない辺縁形成を行い、維持を確保する。また、精度の高い印象材と重合法を選択し、粘膜面の高い適合を図る。
② 適切な下顎位の設定と咬合様式の付与：咬合採得時に転覆試験を行い均等な咬合堤同士の接触の有無を診察、かつ再現性をよく確認し、適切な下顎位に設定する。また、両側性平衡咬合を付与することで義歯の維持・安定を高める。

▶▶▶ 治療経過

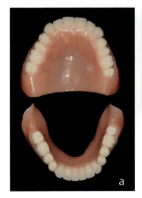
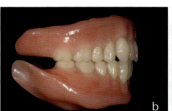
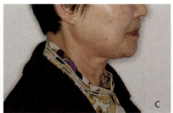
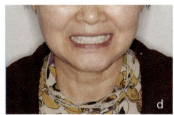

図4 完成した新義歯（a、b）と新義歯装着時の顔貌（c、d）

問題解決のための新義歯製作の治療計画と留意点

❶ 印象採得 ➡ デンチャースペースを意識した辺縁形成を！
❷ 咬合採得 ➡ 適切な咬合高径は適切なリップサポートの確認から！
❷ 人工歯排列 ➡ 研磨面から前歯部人工歯への連続性に注意！

ワンポイント

①上顎前歯部の審美性
上顎前歯部の審美性は切端の位置だけでなく、歯軸や人工歯と研磨面の移行部にも注意を払おう！

②咬合高径の適否
下顎安静位や顔面計測法だけでなく、口唇や口角、下顔面の緊張の有無を観察して総合的に判断しよう！

Chapter 3

12 頬と舌を咬む

S 主訴：食事のとき頬や唇や舌を咬む。

主観的情報 新しい義歯を装着してから、食事のときに唇や頬を咬むようになった。

患者情報 57歳・女性。

欠損： $\frac{7+7}{7\,6\,|\,5\,6\,7}$

歯科的既往歴：約10年前から歯周病とう蝕により抜歯を繰り返し、5年前に現在の欠損形態となった。近医にて7年前に初めて部分床義歯を製作し、現在まで上下顎部分床義歯を2個、上顎全部床義歯を1個を製作した。

一般的既往歴：特記事項なし。

現病歴：1週間前に新義歯装着後、右上の唇と左奥の頬を食事中に咬むようになった。装着直後に比べ唇を咬む回数は減少したが、1日に2回ほどは咬む。頬を咬む回数は減らない。

現症：頬を合わせると左奥が当たる感じがする。右上唇に咬傷、左側頬粘膜に血腫を認める。

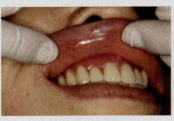
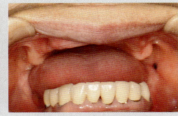
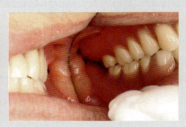

図1　咬唇部位　　　　　　　　　　　　　　　　　図2　咬頬部位

主観的情報からの補綴的問題点（プロブレム）
❶ 約1カ月前に装着した義歯による**咬唇、咬頬の問題**。

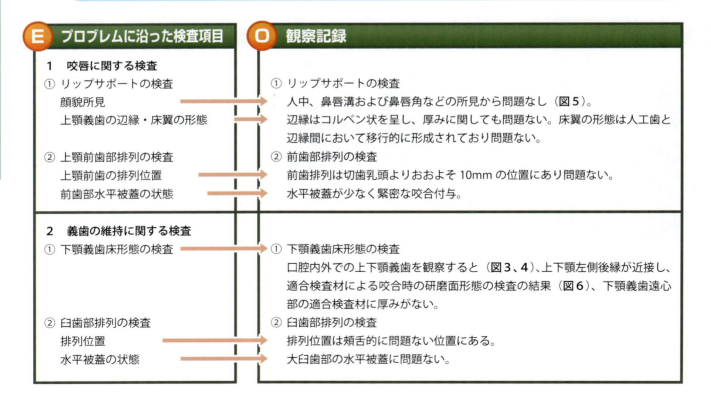

E プロブレムに沿った検査項目	**O** 観察記録
1　咬唇に関する検査 ① リップサポートの検査 　顔貌所見 　上顎義歯の辺縁・床翼の形態 ② 上顎前歯部排列の検査 　上顎前歯の排列位置 　前歯部水平被蓋の状態	① リップサポートの検査 　人中、鼻唇溝および鼻唇角などの所見から問題なし（図5）。 　辺縁はコルベン状を呈し、厚みに関しても問題ない。床翼の形態は人工歯と辺縁間において移行的に形成されており問題ない。 ② 前歯部排列の検査 　前歯排列は切歯乳頭よりおおよそ10mmの位置にあり問題ない。 　水平被蓋が少なく緊密な咬合付与。
2　義歯の維持に関する検査 ① 下顎義歯床形態の検査 ② 臼歯部排列の検査 　排列位置 　水平被蓋の状態	① 下顎義歯床形態の検査 　口腔内外での上下顎義歯を観察すると（図3、4）、上下顎左側後縁が近接し、適合検査材による咬合時の研磨面形態の検査の結果（図6）、下顎義歯遠心部の適合検査材に厚みがない。 ② 臼歯部排列の検査 　排列位置は頬舌的に問題ない位置にある。 　大臼歯部の水平被蓋に問題ない。

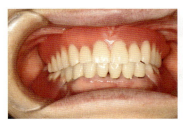
図3　前歯部の被蓋状況

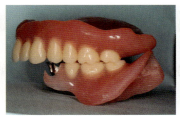
図4　義歯後縁部の近接

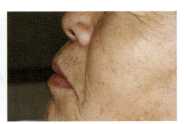
図5　リップサポート

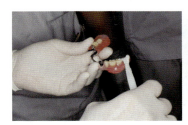
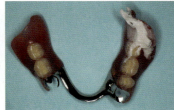
図6　後縁の接触状況検査および検査結果

A　問題に対する原因／診断

1．咬唇の問題
　顔貌所見より義歯によるリップサポート（図5）に問題ない。2|に相当する口唇部に咬傷が存在し、同部位の水平被蓋がなく中心咬合位において緊密な咬合を呈している。これらから水平被蓋不足による咬傷と診断する。

2．咬頬の問題
　口腔内外での上下顎義歯を観察すると、上下顎左側後縁が近接し、適合検査材による研磨面形態の検査の結果、咬合時に頬粘膜が下顎後縁部と上顎義歯後縁間に挟まれることで咬頬が生じていると診断する。

P　問題解決のための治療計画

1．咬唇に対する治療計画
　2|の人工歯部舌側に水平被蓋を付与する。2|人工歯部舌側を削除したところ、人工歯が菲薄化したため、十分な水平被蓋を付与するため下顎前歯部の切縁の修正を行った。

2．咬頬に対する治療計画
　下顎義歯床遠端部を削除し、上下顎義歯床間にスペースを付与する。

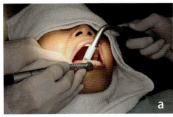
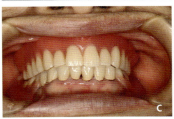
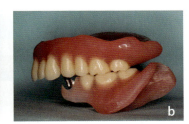
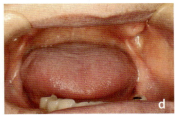
図7　処置を行い（a、b）、治療2週間後、唇・頬の咬傷は消失していた（c、d）。

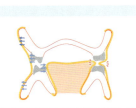

ワンポイント
誤咬のチェックポイント
　頬を咬むと訴えられたら、まず人工歯の水平被蓋をチェック！　調整しても効果がない場合、義歯床の形態を疑おう！
　水平被蓋や床研磨面によって口唇、頬、舌が咬合面に入り込まないように壁を作る。

Chapter 3
13 気持ちが悪い（嘔吐感）

S 主訴：気持ち悪くて入れ歯が使えない。

主観的情報 義歯装着直後から強い違和感と嘔吐反射のため義歯が使用できない。

患者情報 62歳・男性。

欠損： $\dfrac{7+7}{7\,6\,4|4\,-\,7}$

歯科的既往歴：約1年前に上顎部分床義歯の鉤歯となっていた歯が自然脱落し、全部床義歯を製作したが、強い違和感と嘔吐反射により使用できないとのこと。装着中の義歯は馬蹄形で義歯安定剤を使用しても脱落するため使用できないという。下顎の義歯は使用している。

一般的既往歴：なし。

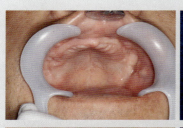
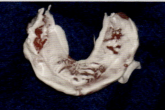
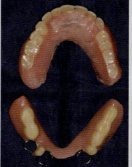
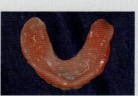

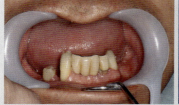

図3 義歯の写真　咬合面観・粘膜面観

図1 口腔内写真　　　図2 義歯の適合および咬合検査

主観的情報からの補綴的問題点（プロブレム）
1. 上顎義歯を装着していられないことから義歯床後縁の形態の問題（嘔吐反射）。
2. 会話ができないことから義歯の維持の問題。
3. 食事のときの安定の問題。

E プロブレムに沿った検査項目　　O 観察記録

検査項目	観察記録
1 嘔吐反射の検査	
① 嘔吐反射誘発部の検査	① 嘔吐反射誘発部の検査
触診	硬口蓋前方および頬側粘膜の触診で反射を誘発する。
咬合平面	上顎臼歯部に舌が触れると反射を誘発、下顎臼歯部の排列位置が舌よりも低位であり、咬合平面の設定が不適切である。
床研磨面形態	頬側の極度の形態の不備は認められない。嚥下時に反射を誘発することから大臼歯部舌側研磨面の形態不良が推察される。
② 咬合高径の検査	② 咬合高径の検査
顔貌観察	顔面領域の表情に緊張感が認められる。
安静空隙の測定	安静空隙なし（高い咬合高径）。
2 義歯の維持に関する検査	
① 適合検査	① 上下顎義歯ともに粘膜面との適合は不良である（図2）。
② 辺縁の長さおよび辺縁封鎖	② 辺縁の長さは極端に短い箇所はないが、後縁は馬蹄形であり封鎖は不足。

③ 咬合関係（中心、側方） → ③ 中心咬合位において前歯部と右側小臼歯の接触のみ認める。
④ 床研磨面形態 → ④ 頰側の極度の形態の不備は認められない。大臼歯部舌側研磨面の形態不良が推察される。

3　安定に関する検査
① 指圧による転覆試験 → ① 義歯の離脱は起こらなかった。

A　問題に対する原因／診断

1．嘔吐反射の問題
① 硬口蓋前方および頬側粘膜の触診で反射を誘発する。
② 咬合平面の不正。
③ 顔面領域の表情に緊張が認められ、安静空隙量不足より咬合高径が高い。
④ 義歯床研磨面形態の改善を要する。

2．維持の問題
① 辺縁封鎖不足による維持不良が考えられる。
② 咬合接触不良であるため、改善を要する。

3．安定に関する問題
排列に問題はなく、義歯の維持不良によるものと考えられる。

P　問題解決のための治療計画

1．咬合高径の修正
　安静空隙量が不足しているため（図4）、咬合高径を低下させて咬合採得を行った。咬合器に装着し、人工歯排列を行い咬合平面を修正。嚥下時に臼歯部の人工歯が舌に触れすぎないよう上顎第一大臼歯部の代わりに第二小臼歯を排列し、嚥下時に反射を誘発しないか確認する。下顎第一小臼歯は低位のため常温重合レジンを用いて咬合接触の回復を行い、咬合高径の回復と適切な咬合関係を付与する。

2．維持の確保
　嘔吐反射が強く、個人トレーを用いた筋形成が困難であるため、咬合高径と咬合関係の修復が行われた後、重合床にて動的印象採得を行い、粘膜面の適合を図る。辺縁封鎖改善のため、口蓋義歯床縁にビーディングを付与する。

3．安定の確保
　義歯の安定を図る目的で排列位置に留意する。

問題解決のための新義歯製作の治療計画と留意点

❶ 人工歯排列 → 適正な咬合高径の設定に注意！
❷ ろう義歯試適 → 顔貌の確認と嘔吐反射の有無の確認！
❸ 動的印象採得 → 辺縁形成に注意。咬合が挙上しないよう注意！口蓋粘膜の触診により、嘔吐反射を誘発しない部位に後縁位置を設定。

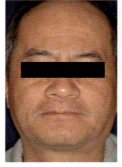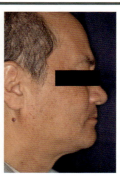

図4　義歯装着時の顔貌

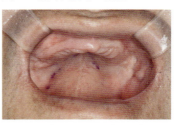

図5　口蓋の嘔吐反射誘発部位（デンタルペンシルで印記）

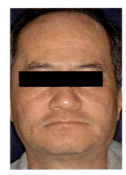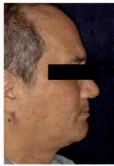

図6　新義歯装着時の顔貌

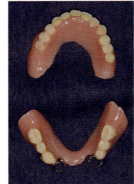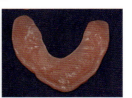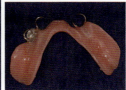

図7　新義歯の写真　咬合面観・粘膜面観

ワンポイント
口蓋粘膜の触診、咬合高径の設定や適否の検査
　口蓋粘膜の触診により義歯の後縁位置を判断しよう。
　咬合高径の設定や検査は、複数の検査を用いて総合的に適正であるかどうかを判断しよう。

Chapter 3
14　入れ歯が割れた

S　主訴：義歯が割れた

主観的情報　上の入れ歯がたびたび割れる。

患者情報　72歳、男性。
欠損：上下顎無歯顎
歯科的既往歴：15年前に上下顎無歯顎となり、上下顎全部床義歯を製作し、問題なく使用していた。約5年前に上顎義歯が割れ、その後、数回破折を繰り返しているという。また、趣味のカラオケで歌うとき、上顎の義歯がゆるくて不安を感じているという。
一般的既往歴：脂質異常症にて内科を受診し、投薬を受けている。
現病歴：普段の食事は義歯で問題なく行っているが、義歯がいつ割れるか心配で、新たな義歯を希望して来院した。
現症：上顎前歯部に軽度のフラビーガムを認める。また、口蓋正中部に軽度の骨隆起を認める。人工歯の軽度咬耗を認めるが、咬合接触による義歯の動揺は認めない。

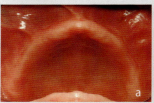 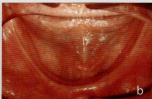 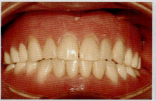 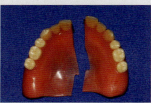

図1　口腔内写真。上顎（a）、下顎（b）　　図2　中心咬合位　　図3　新義歯製作中に上顎義歯の破折を認めた。

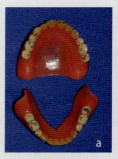 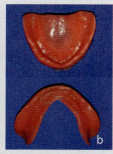 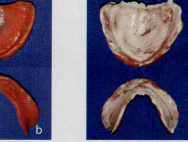

図4　(a) 咬合面観と咬合接触、(b) 粘膜面観　　図5　適合検査

主観的情報からの補綴的問題点（プロブレム）
❶ 装着している義歯の<u>材料的な問題</u>。
❷ 装着義歯の維持・支持・安定の問題による<u>不適切な機能圧の付加の問題</u>。

E プロブレムに沿った検査項目	O 観察記録
1　義歯装着歴の問診 （装着義歯の材料学的劣化の問題）	義歯は装着後、15年経過しており、材料的な劣化が疑われるが、視診からは明瞭ではない。装着10年した頃から破折を繰り返している。
2　義歯の維持・支持の検査 ① 義歯床面積の検査 ② 義歯床の適合検査	① 顎堤の頬側からの吸収に見合った義歯床縁の厚みが確保できていない。 ② 粘膜面の適合は上下顎ともに適合は不良である。
3　義歯の安定に関する検査 ① 人工歯の咬耗の診察 ② 片側性咬合平衡の検査	① 人工歯に重度の咬耗を認める。臼歯部はアンチモンソンを呈している。 ② 上下顎ともに臼歯部の指圧時に動揺を認めない。

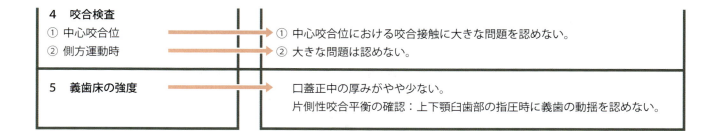

4 咬合検査	
① 中心咬合位	→ ① 中心咬合位における咬合接触に大きな問題を認めない。
② 側方運動時	→ ② 大きな問題は認めない。
5 義歯床の強度	→ 口蓋正中の厚みがやや少ない。 片側性咬合平衡の確認：上下顎臼歯部の指圧時に義歯の動揺を認めない。

A 問題に対する原因／診断

1．義歯装着期間の問題
約15年経過しており、義歯床の経時的劣化による破折が考えられる。

2．支持の問題
① 義歯床面積の不足と適合不良による機能圧の支持能力の不足。
② 臼歯の咬耗によりアンチモンソンカーブを呈し、機能時に口蓋中央への応力が生じやすい。
③ 口蓋部の義歯床の強度不足が考えられる。

P 問題解決のための治療計画

1．旧義歯の治療計画
義歯床の支持能力と機能圧の適正化を考慮する。
① 義歯床縁と口蓋の義歯床を常温重合レジンを用いて適正な形態に修正する。
② アンモンソンカーブの修正を行う。
③ 支持能力を高めるために直接リラインを行う。リライン後、口蓋中央へのリリーフの付与を行う。

2．新義歯の治療計画
① 印象採得：筋圧形成を行い、上顎床縁の厚みを適正に確保して、義歯の支持能力を高める。
② 咬合位の安定を確保するために、咬耗を考慮した咬合採得を行い、ゴシックアーチで嵌合位を確認する。
③ 口蓋中央の骨隆起へ応力が集中しないよう、リリーフの付与を行う。

▶▶▶ 治療経過

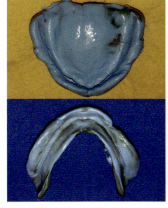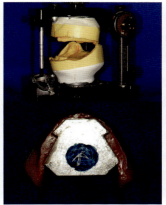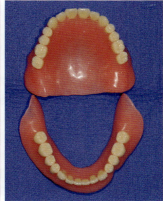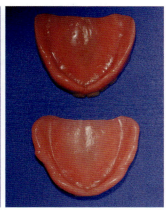

図6 新義歯製作の過程（印象採得、下顎運動描記）および新義歯（咬合面）　　図7 旧義歯（上）と新義歯（下）の比較

問題解決のための新義歯製作の治療計画と留意点
❶ 精密印象採得 → 適切な床面積を印象時に確定する。
❷ ろう義歯試適 → 口蓋の厚さを適切に設定し、かつ構音に問題がないかを確認する。

ワンポイント
破折が起きたら装着期間を問診！
　義歯の破折の原因は義歯の装着期間がどのくらいなのかによって変わります！
　義歯床の支持能力が少ないと義歯の破折は起こりやすくなるので、適合や、義歯の大きさは必ず確認しよう！
　口蓋隆起など、義歯の動揺の支点となる箇所は、リリーフすることを忘れずに！

Chapter 3
15 唇がしびれる

S 主訴：下顎の義歯が合わない。噛むと痛い。口唇がしびれる。

主観的情報 ▶ 咬合時に下顎左側の義歯床下に疼痛がある。同側の下口唇にしびれがある。

患者情報 ▶ 46歳・女性。
- 欠損：上顎は無歯顎でインプラント補綴、下顎は残根上義歯
- 歯科的既往歴：上顎は無歯顎で小臼歯部までのインプラントを用いた固定式補綴装置。下顎は前歯部の残根を抜歯し無歯顎となったが、全部床義歯を入れていると口唇にしびれが出ると訴えた。
- 一般的既往歴：全身疾患は特記事項なし。歯科恐怖症。

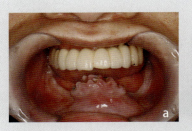 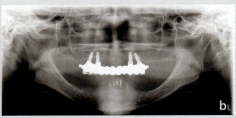 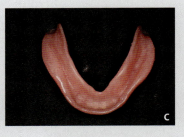

図1　(a) 初診時口腔内写真。下顎前歯部の補綴装置は脱離し残根状態であった。保存不可能と診断し、抜歯し治療用義歯を製作する予定とした。
(b) パノラマエックス線写真（下顎残根抜歯前）。臼歯部の顎骨は吸収し、オトガイ孔は上方に開口していることがわかる。
(c) 抜歯後の下顎治療用義歯。残根を抜歯した後、治療用義歯を製作した。その後、下口唇にしびれを訴えるようになった。

主観的情報からの補綴的問題点（プロブレム）

1. 下顎の顎骨吸収による<u>オトガイ孔の顎堤上への開口</u>。
2. 下顎義歯による<u>オトガイ孔部の圧迫</u>。
3. 上顎に固定式インプラント補綴装置が装着されており、<u>加圧と受圧のアンバランス</u>。

E プロブレムに沿った検査項目

① 下口唇の麻痺の範囲と発現時期の確認

② 義歯の適合の診察

③ オトガイ孔開口部位の診察
術者の手指にて顎堤上の該当部位を圧迫
パノラマエックス線写真、CTなどでオトガイ孔の位置や状態の確認

O 観察記録

① 下口唇の麻痺の範囲と発現時期の確認
下口唇の麻痺が片側性で正中をわずかに超える程度であった。また、下顎義歯を長く装着しているとしびれが強くなり、外していると緩和するとの訴えがあった。

② 義歯の適合の診察
義歯の適合検査により疼痛部が不適合ではないことを確認。

③ オトガイ孔開口部位の診察
顎堤のオトガイ孔相当部を術者の手指で圧迫すると疼痛があった。
疼痛部位にペーストで印記し、義歯床の相当部位を確認。改めて義歯の適合検査を行い、その部位が過度に圧迫していないことを確認した。
パノラマエックス線写真により、オトガイ孔が顎堤上の上方に開口していることを確認した。
コーンビームCTによりオトガイ孔が上方に開口していることを確認（インプラント診断のためのCT撮影）

A 問題に対する原因／診断

1．義歯床の圧迫によるオトガイ神経麻痺
義歯の適合を改善しても、顎堤の疼痛と下口唇のしびれが消失しないため、オトガイ孔の顎堤上の上方開口部の義歯床による圧迫のためのオトガイ神経麻痺と診断。

2．下顎顎堤の耐圧面積の減少
年齢も若く上顎が固定式インプラント補綴のため、上顎の加圧要因が大きく、反対に下顎の耐圧面積が少ないため、下顎の義歯床下に大きな咬合力が加わりやすい。

P 問題解決のための治療計画

1．義歯のリリーフによる対応（プラン1）
旧義歯を修理後、オトガイ孔部をリリーフやティッシュコンディショナーを用いて緩圧し経過観察。改善がみられるなら新義歯を製作し、後にオトガイ孔の圧迫部を十分にリリーフする。

2．軟質リライン材による対応（プラン2）
旧義歯を修理後、新義歯製作時に軟性裏装材を用いてオトガイ孔の圧迫部を緩圧。

3．IODによる対応（プラン3）
オトガイ孔の前方部にインプラントを埋入し、顎堤の負担圧を緩和する。IODの義歯床のオトガイ孔相当部もリリーフする。

▶▶▶ 治療経過

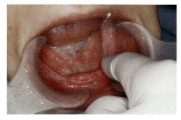

図2　オトガイ孔の位置確認。術者の手指の圧迫により疼痛を確認しマーキングする。その部位の義歯相当部を削合し、十分にリリーフする。

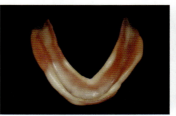

図3　治療用義歯のティッシュコンディショニング。疼痛部位のみを選択的に削合し、新たなティッシュコンディショナーを追加。しかし、数日たつとしびれが再発した。

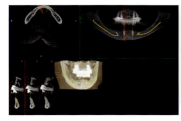

図4　インプラント診断のためのコーンビームCT画像。本症例では上顎の強い加圧要因に抵抗し、かつ下顎義歯の安定のため、IODにする計画とした（プラン3）。

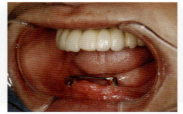

図5　バーアタッチメント装着。右側は細く短いインプラントしか埋入できなかったため、右側に2本埋入し、3本をバーで連結した。

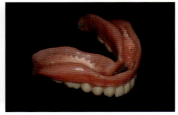

図6　IOD装着。オトガイ孔付近の義歯の沈下量は少なくなり口唇のしびれも消失した。経年的な臼歯部の義歯の沈下に備え、オトガイ孔付近をリリーフしている。

問題解決のための新義歯製作の治療計画と留意点

1. 顎堤の診察 → 顎堤上のオトガイ孔付近の圧迫による疼痛発現の確認。
2. 治療用義歯の診察とオトガイ孔相当部のリリーフ
3. 治療用義歯のティッシュコンディショニング
4. コーンビームCT撮影 → インプラント埋入部位の決定とオトガイ孔の状態の確認。
5. インプラント埋入 → 埋入位置はオトガイ孔間で、オトガイ孔付近の義歯の沈下を少なくできるよう遠心寄りに埋入。
6. IOD製作 → 経年的な義歯の臼歯部での沈下による圧迫が起きないよう、オトガイ孔部はあらかじめリリーフ。

ワンポイント

義歯床によるオトガイ孔部の圧迫

顎堤が吸収した症例では、オトガイ孔が顎堤上の上方に開口していることが多い。小臼歯相当部での義歯の疼痛や下口唇のしびれは義歯によるオトガイ孔部の圧迫を疑う。

Chapter 3
16 しゃべりにくい

S 主訴：義歯を入れると話がしにくい。

主観的情報 入れ歯を入れると話ができない。

患者情報 69歳・女性。

欠損：上下顎無歯顎

歯科的既往歴：22年前に上下顎無歯顎となり、1組目の上下顎全部床義歯を製作し、問題なく使用していたという。6年後に、2組目の全部床義歯を製作したが、発音がしづらく再製作を行うが、改善されず、別の医院で3組目および4組目の製作を行ったという。

一般的既往歴：特記事項なし。

現病歴：1年前に4組目の義歯を製作し、近医で調整を行っていたが改善されないため、主治医より当科を紹介され受診した。

現症：1年前に製作した4組目を含め過去に製作した3組の義歯を持参して来院した。現在は3組目の義歯を使用している。咬合検査および適合検査に問題はない。また、維持、安定に問題はない。

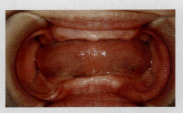 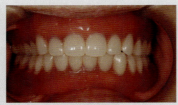 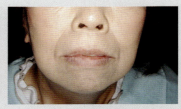

図1　口腔内　　図2　中心咬合位の咬頭嵌合位　　図3　義歯装着時の顔貌

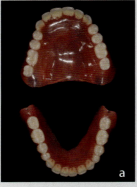 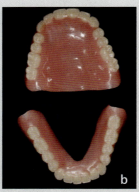 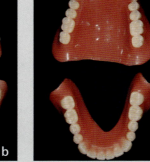

図4　(a) 2組目、(b) 3組目、(c) 4組目

主観的情報からの補綴的問題点（プロブレム）

1年前に製作した上下顎全部床義歯の
1. 維持に起因する発音の問題。
2. 咬合高径の設定に関する発音の問題。
3. デンチャースペースの制限による発音の問題。

E プロブレムに沿った検査項目　　O 観察記録

1　維持の検査
① 適合検査　　　　　　　　　　　→ ① 適合は良好で特記すべき問題はない。
② 床縁の検査　　　　　　　　　　→ ② 上下顎ともに床縁の過長箇所を認める。

2 咬合高径の検査	
① 下顎安静法による検査	① 義歯装着時の安静空隙が認められない。
② 顔面計測法による検査	② 鼻下点—オトガイ下点距離は、下顎安静位と比較して義歯装着時嵌合位のほうが 3.5mm（69.5mm、下顎安静位 66mm）長い。
③ 顔貌の検査	③ 義歯装着時のオトガイ部の緊張を認める。
3 デンチャースペースの検査	
① 顎堤状態の診察	① 下顎臼歯部の軽度顎堤吸収を除き、上下顎ともに十分な顎堤の高さを有する。
② 義歯未装着時のデンチャースペースの検査	② 舌の肥大があり、デンチャースペースは限局的である。
③ 義歯研磨面の検査	③ 上下顎右側臼歯部人工歯が内側に排列されており、舌形体との調和が取れていない。

A 問題に対する原因／診断

1．維持の検査
床縁の過長箇所をを認め、構音時に義歯の維持不良が疑われる。

2．咬合高径の検査
咬合高径が高く、口唇の閉鎖困難に伴う両唇音の発音をはじめとした構音障害を引き起こしている。

3．デンチャースペースの検査
吸収の少ない顎堤と肥大下舌によりニュートラルゾーンが限定的。義歯はニュートラルゾーンから逸脱している疑いがある。

P 問題解決のための治療計画

1．旧義歯の治療計画
① 咬合採得を行い、咬合器付着後、適正な咬合高径まで削合を行う。
② 適合検査材で義歯床研磨面と場合により人口歯の余剰箇所を確認し、形態修正を行う。

2．新義歯の治療計画
① 現義歯の高い咬合高径より低く適正な安静空隙を有する咬合高径を設定する。
② デンチャースペースが限定的なので、ニュートラルゾーンを記録し、人工歯排列を行う。
③ 顎堤の状態が良好なので、義歯が必要以上に大きくならないよう留意する。

▶▶▶ 治療経過

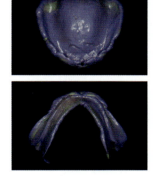
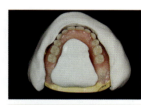
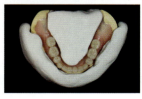
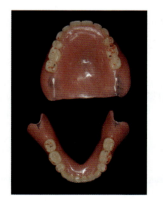
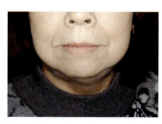
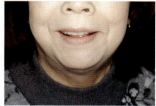

図6　新義歯の製作過程と装着時の顔貌

ワンポイント
発音の基礎は「調音体」と「調音点」の障害を確認しよう！
発音の問題は調音点（口蓋の形態、舌側研磨面の形態、排列の位置など）を確認しよう！
次に調音体（舌、下唇など）の運動を阻害していないか確認しよう！

Chapter 3
17 食事をすると食べ物が入る

S 主訴：食事時に入れ歯の下に食べ物が入る。

主観的情報 　食事時の床下への食片の迷入。

患者情報 　72歳・男性。
　　　　　　欠損：上下顎無歯顎
　　　　　　歯科的既往歴：ガーナ在住のため、来日したときしか診療できない。旧義歯は日本で製作したものである。旧義歯は床縁が適切でなく、リップサポートも貧弱な義歯である。維持安定は悪いが本人はさほど問題にしていない。
　　　　　　一般的既往歴：血圧がやや高めであるが、問題ないと言われている。
　　　　　　治療計画と診療経過：患者が遠隔地のため、ただちに義歯製作にかかることとした。今回の来日は1週間。3カ月後に来日するとのこと。この1週間で予備印象から排列試適まで行った。時間の関係でゴシックアーチは省略した。試適時にはタッピングも安定しており、顎位には問題がないようにみえた。
　　　　　　義歯装着：試適してから3カ月後に装着した。装着時には維持安定に問題はみられなかった。2日後に調整のため来院。痛くはないのだが食事時に食物が義歯床下に入りやすくなったとのこと。

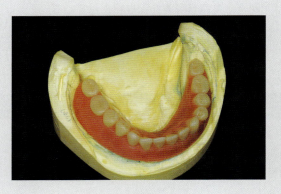

図1　旧義歯の写真。採得したスタディモデルと比較したところ。

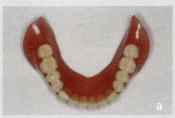 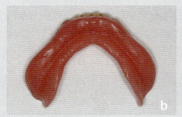 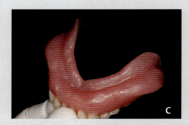
　　　　　　　　a　　　　　　　　　　　　　　　　b　　　　　　　　　　　　　　c

図2　新義歯の写真。咬合面間（a）、粘膜面間（b、c）

主観的情報からの補綴的問題点（プロブレム）
❶ 義歯の<u>床縁が短い</u>。
❷ <u>顎位の問題</u>。

E プロブレムに沿った検査項目
① 義歯の床縁の評価
② 顎位と義歯の咬合位の評価

O 観察記録
① 床縁が臼後隆起を覆っていない。したがって、バッカルシェルフ後部の床縁が短い。オトガイ部は長いため、オトガイ筋の収縮で義歯が持ち上がる。
② 顎位を誘導しながら咬合させると咬合面は一致するが、自由に閉口させると一致しない。顎位は不安定である。

A 問題に対する原因／診断

1. 顎位の問題
オトガイ部を押して後方に誘導しながら咬合させると**図3a**に示すように正しく咬合するが、自由に閉口させると**図3b、3c**にのように右前方へ咬合してしまう。旧義歯が不安定だったため、適切で安定した習慣性の顎位が形成されていないと考えられた。

2. 維持の問題
装着時より維持力は減少している。間違った顎位で開閉口を繰り返していたためと考えられる。維持力が減少したため、開口時に浮き上がる度合いが大きくなり、食物を床下に吸引し、床縁の適合は向上したため入った食物が出ていかず、主訴につながったと考えられる。

P 問題解決のための治療計画

1. 旧義歯の治療計画（**本来実施すべきであった治療**）
旧義歯の改善：適切な床縁の形成。咬合面再構成により適切な下顎位の確保。義歯の安定と顎位の安定は相乗効果があるため床縁の改善を行った後に顎位の修正を行う。また、顎位の修正の間は適宜直接リラインにより安定を確保し続ける。

2. 新義歯の治療計画
慎重に顎位を誘導し、咬合面再構成を実施する（**図4**）。

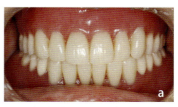
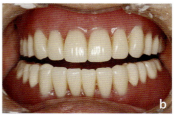
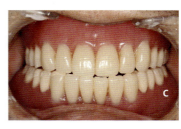

図3　失敗した新義歯

▶▶▶ 治療経過

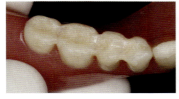
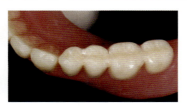

図4　咬合面再構成を行ったところ。

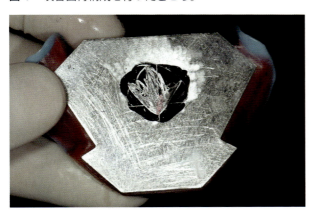

図5　これは、同様の別のケースのゴシックアーチである。クロスポイントは最初にアペックスではないかと思われた位置である。つまり、疑似的なゴシックアーチが描けたわけである。さらに慎重に誘導すると、写真にあるような限界路を示した。これが本来のゴシックアーチに近いものと思われる。赤の咬合紙でタッピングを印記したところ3mmほどの範囲で紡錘形に分散した。顎位の不安定さを示していると考えられる、したがって、旧義歯を治療用義歯として改造し、正しい義歯形態と顎位を獲得してから新義歯製作に入るべきであり、また、顎位の診察法としてのゴシックアーチ描記の有用性が示されたと考える。

問題解決のための新義歯製作の治療計画と留意点

① 旧義歯の診察 → 維持安定が著しく不良な場合。
② 治療用義歯の製作 → 旧義歯を改造するか、コピーデンチャーにより顎間関係を修正する。
③ 予備印象 → 治療用義歯の形態を反映させてもよい。
④ 精密印象
⑤ 咬合採得

ワンポイント

旧義歯の状態をよく診察すること

このケースのように床縁が短く、咬合面が摩耗している場合は、患者の顎位がきわめて不安定な場合が多い。口の中で踊る義歯をうまく扱いながら使い続けているため、さまざまな位置で咬合してしまうのである。

困った症例、ナンバーワン

このように解決した、できなかった。

下顎位が安定しないため、フラットテーブルの治療用義歯で改善を試みた症例

　咬合関係が定まりにくい患者は、咬合採得の設定はもちろん、装着後も来院ごとに下顎位が変化し、設定した咬合位との乖離で頭を悩ますことが少なくありません。昭和から平成に移行する頃だったかと思いますが、自分の技術にある程度自信をもち始めた時期、下顎位の定まりにくい患者に遭遇しました。

　咬合採得で設定した顎位が、ろう義歯の試適時に全く合っていない。再咬合採得を繰り返し、ろう義歯の試適で何度も足踏みをすることも限界があり、装着しました…。しかし案の定、咬合は定まりません。そのようななか、装着後に臼歯部の人工歯（陶歯）を外し、常温重合レジンで作成したフラットテーブルに置換して、経過をみたところ、来院ごとに下顎位が変位し、それに応じ、上下顎の空隙を常温重合レジンで調整し、3回程度繰り返したところ、顎位が安定し、その証であるタッピング時の高い咬合音が得られるまでになりました。その下顎位で再度、人工歯を排列したところ、その後は問題なく経過し、患者の高い満足度も得られて安堵しました。義歯は、その方の最期まで、約20年ほど使っていただきました。義歯臨床の奥深さを知った症例でした。

（河相安彦）

文献
1）市川哲雄, 大川周治, 平井敏博, 細井紀雄 編：無歯顎補綴治療学 第3版. 東京：医歯薬出版, 143, 2016.

Chapter **4**

主訴に応じた診察
（部分床義歯）

Chapter 4
1 支持にかかわる診察項目と検査法

　義歯の支持とは、沈下に対して抵抗する作用を言います。そのため、支持に問題が生じた場合の主訴は、咀嚼しにくい、咀嚼時に痛い、咀嚼時に義歯が動くなどが考えられます。部分床義歯の支持は、基本的には支台装置（レスト）、大連結子、ならびに義歯床の各構成要素が担うため、義歯の支持の不足あるいは低下には、構成要素（義歯床、大連結子、支台装置）の不適合、義歯の設計の不備などが関係します。

　義歯の支持に関しては、以下の項目についての診察と検査が必要となります。

1）適合について
（1）義歯床

　義歯の支持に関しての簡便な検査方法として、遊離端義歯では、手指にて欠損部人工歯に圧を加え、支台装置の浮き上がりを目視にて確認する方法があります。支台装置のレストの浮き上がりが認められる場合は、義歯床による支持が不足、もしくは低下していることが考えられます（図1）。

　義歯床の適合性の検査としては、一般的にはシリコーンラバー系やペースト系の適合検査材を用いて行われます。シリコーンラバー系適合検査材の使用方法としては、義歯床粘膜面に塗布する量（多いと浮き上がりを生じる）、圧接方法（レストをレストシートに適合させて義歯を定位に保ち、咬合させずに人工歯部分に圧を加えない）がポイントです。義歯床による支持が低下している場合は、検査材は厚くなりますが、検査材の厚みが130μm以上の場合は、リラインの目安と考えられています[1]（図2）。ペースト系の適合検査材は、支持の低下や不

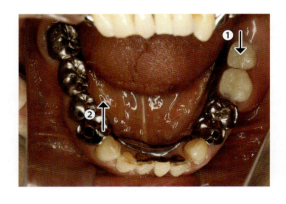

図1 遊離端義歯の支持の簡便な検査
7̄ 咬合面①に力（矢印）をかけると 4̄ のレスト②が浮上（矢印）するようであれば、支持能力は低い。

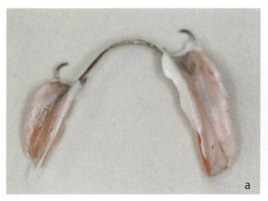
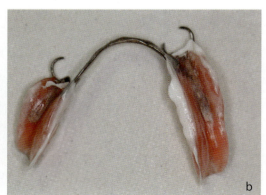

図2 シリコーンラバー系適合検査材を用いた検査
（a）レストをレストシートに適合させ義歯を装着した場合は検査材が厚いが、（b）人工歯部を加圧し義歯床を適合させて装着した場合は検査材の厚みは薄くなり、適合が良好にみえるので義歯の装着位置は重要である。特に写真に示したような支持性が低い義歯には注意が必要である。

足よりも過圧部の検査に適していますが、装着方法（定位に入るまで他の部位に擦れないようにすること）に注意する必要があります（図3）。

（2）支台装置

支台装置としてはレストが支持を主に担います。目視にて破損（図4）や適合性（レストシートからの浮き上がり）がわかりますが、シリコーンラバー系の適合検査材を使用することによって明確に確認することができます（図5）。検査のポイントは、前述の義歯床と同様に、義歯を定位（咬合させると義歯床が沈下してレストが浮き上がることもあるため、レストがレストシートに適合するように位置させる）に保つことです。

（3）大連結装置

上顎の大連結装置は、支持の一端を担うことが多く、下顎では、リンガルプレートや舌側歯槽堤が緩斜面である場合には、支持に関与します。適合性の検査としては、シリコーン系やペースト系の適合検査材が用いられますが、口蓋隆起やビーディング部分が問題となることが多く、適合性の低下により粘膜にびらんや潰瘍を生じ、疼痛の原因となることもあります（図6）。

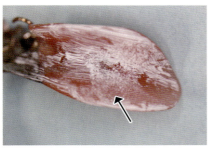

図3　ペースト系適合検査材を用いた検査
装着方法に注意しないと検査材が擦れて（矢印）、不適合部位が判然としなくなる場合がある。

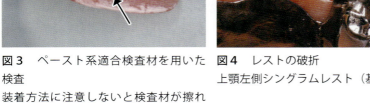

図4　レストの破折
上顎左側シングラムレスト（基底結節レスト）の破折（矢印）。

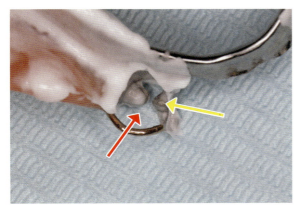

図5　レストのシリコンラバー適合検査材による検査
近心のレスト適合性はおおむね良好であるが（黄色矢印）、遠心レストの適合はやや低い（赤色矢印）。

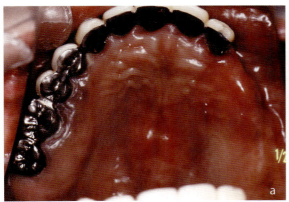
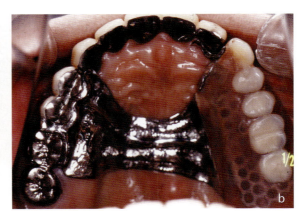

図6　上顎大連結装置の適合性の低下による粘膜の変化
（a）口蓋隆起部〜歯槽部に粘膜の発赤が認められる。（b）義歯装着時

2）欠損歯数と状態（中間欠損、遊離端欠損）

欠損歯数が多くなると義歯床面積は大きくなるため、床下粘膜による支持は、より重要となります。中間欠損では、顎堤の形態（吸収程度）や義歯床の適合性も関係しますが、基本的には支台歯歯根膜が主に支持を担うので、診察項目としては、支台歯の状態、支台装置の数と位置、種類（デザイン）（図7）、適合性（前述）が挙げられ、検査項目としては、支台歯の歯周組織検査（ポケット深さ、動揺度）、エックス線検査（歯冠/歯根長比〈C/R比〉を含めて）などを行う必要があります。遊離端欠損においては、支持を支台歯歯根膜とともに床下粘膜が担うため、診察すべき項目としては、支台装置に加えて大連結装置（配置や走行を含めたデザイン）（図8）、義歯床の面積、床縁形態・設定位置、適合性、さらに床下粘膜の状態などが挙げられ、検査としては、中間欠損症例に加えて、粘膜の被圧変位性の検査（フラビーガムなど）を行います。

3）咬合（アイヒナーの分類、上下顎残存歯数のバランス）

咬合状態は、義歯の支持に大きく関与し、咬合が残存歯で確立・確保されているのか、義歯により咬合を構成（再構成）するのかは、部分床義歯治療において非常に重要な問題となります。また、上下顎残存歯数のバランスは、「加圧と受圧」の概念[2]から、部分床義歯の設計に際して考慮すべき必須の事項です。本項においては、咬合をアイヒナーの分類と上下顎残存歯数のバランスから考えることとします。

アイヒナーの分類とは、1955年にアイヒナーにより提唱された分類であり、上下顎の咬合の状態を重視した分類法で、咬合支持域の概念に基づいています。咬合支持域とは、咬合を支える歯列の部位を指し、左右小臼歯部と大臼歯部の4つのブロックで構成され、その咬合支持域の数により分類されます[3]。アイヒナーの分類は、A1、A2、A3、B1、B2とB3、B4、C1の大きく2つに分けて考えることができ、B2までは、残存歯により咬合が保持され、比較的顎位が安定していると考えられます。一方、B3、B4、C1では、残存歯により咬合が保持されておらず、残存歯のみでは下顎位が安定せず、義歯による咬合の再構成や下顎位の保持が必要となります。すなわち、B3、B4、C1症例については、より強い支持が求められます（図9）。上下顎残存歯数のバランスが悪い場合は、対合歯からの咬合力を人工歯と義歯床を介して顎堤粘膜が負担するので、顎堤吸収は進み、それによって「加圧と受圧」の関係はさらに悪化し、支持は低下します。そのため、義歯の設計に際しては義歯の支持を強化する、あるいは加圧要素を減じる（たとえば対合歯を歯冠補綴ではなく、オーバーデンチャーとするなど）ための細心の配慮が必要となります。診察項目としては、咬合支持域の数、咬合支持数[2]、左右的および前後的な残存歯数のバランス、顎堤の吸収程度（顎堤形態）、欠損形態（中間欠損、遊離端欠損）などが挙げられます。検査としては、咬合検査（咬合接触〈たとえばプレスケール、T-スキャン〉、タッピングの安定性）、模型検査（残存歯の咬合状態、残存歯の挺出、咬合平面の傾斜、顎堤の形態）、必要に応じて顎運動検査なども行います。

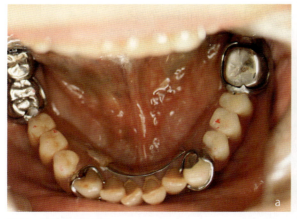 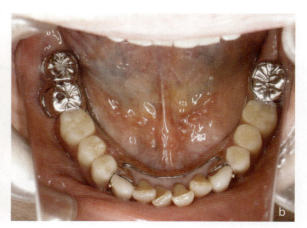

図7　中間欠損症例
（a）初診時義歯装着時：一部のレストは破折。（b）新義歯装着時：支台装置の数とデザインを変更。

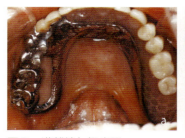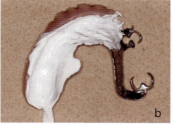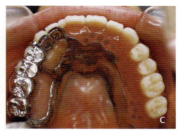

図8　遊離端欠損症例
（a）遊離端欠損症例初診時口腔内：大連結子のデザインが不適切。（b）適合性検査結果：不適合となり、支持能力は低下している。（c）新義歯：大連結子のデザインを修正。

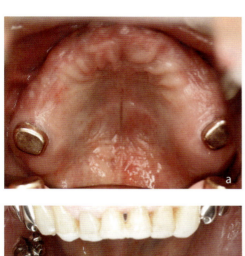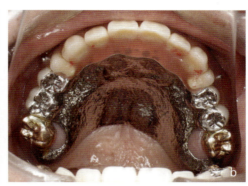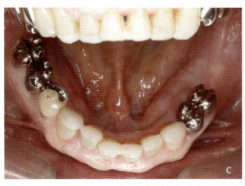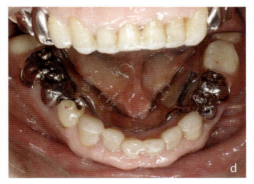

図9　アイヒナーC1症例（前後的すれ違い症例）への対応
（a、b）上顎：コーヌステレスコープ義歯。（c、d）下顎：リジッドサポートの概念に基づくクラスプ義歯。

4）咬合力

咬合力は、咀嚼に関しては強いほうが有利とも考えられますが、義歯の支持の観点からは必ずしも有利とは言えない場合もあります。前述の残存歯の咬合や分布状態にも関係しますが、過大な咬合力は、義歯の破損、粘膜のびらんや潰瘍、顎堤の吸収や支台歯の損傷（歯根破折）をまねく場合もあります（図10）。診察項目としては、顔貌（咬筋）、食物の嗜好（硬固物）が、検査項目としては、咬合力計、プレスケールなどによる咬合力の計測が挙げられます。

5）義歯床面積

義歯床面積は、欠損の範囲に関係し、欠損範囲が広く、義歯床が大きくなる場合は、義歯床による支持は重要となります。診察項目としては、欠損の範囲と義歯床面積の関係（必要な部分、たとえば咬合平面に平行で支持に適した部分〈頰棚など〉の被覆）などを確認します（図11）。

6）義歯の設計

義歯の設計は、支持に大きく関係するため、部分床義歯の設計においては支持が第一優先となります。すなわち、予想される義歯の動きを考え、これを最小にする支台装置（レストを含む）の種類、数、位置（配置）、義歯床形態、大連結装置の種類、形態、走行を設計する必要があります（図12）。

支台歯間線（鉤間線）を軸に義歯の回転が生じやすいことを考えると、支台装置の数と位置（配置）は義歯の動きを抑制するうえで重要です。間接支台装置は、把持にも関連しますが、義歯の支持にも大

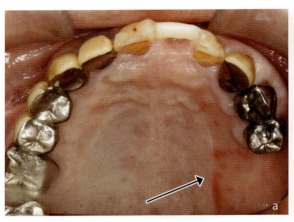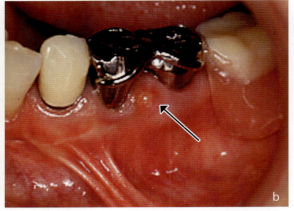

図10　過大な咬合力により生じた問題
床下粘膜のびらん（a）義歯非装着時（矢印）。（b）歯根破折に起因する感染による歯槽部のフィステル（矢印）。

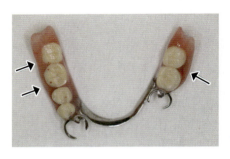

図11　床縁が短い下顎義歯（矢印：頰棚を十分に被覆していない）

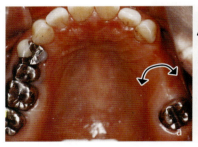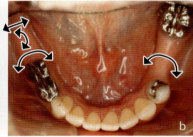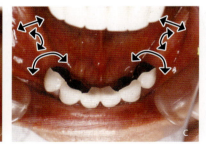

図12　欠損形態と義歯の動き
（a）片側性中間欠損（矢印：義歯の動き）、（b）片側性遊離端欠損（矢印：義歯の動き）、（c）両側性遊離端欠損（矢印：義歯の動き）。

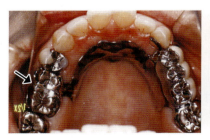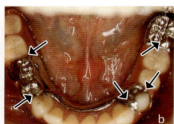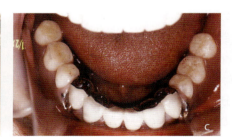

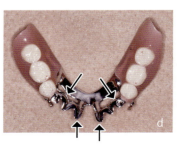

図13　義歯の動きを細小にするための設計
（a）片側性中間欠損に対する間接支台装置（矢印：双子鉤）
（b）片側性遊離端欠損に対する直接および間接支台装置（矢印：複数のレストの配置）
（c、d）両側性遊離端義歯に対する直接および間接支台装置（矢印：レストと舌側のガイドプレート）

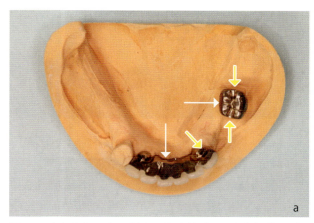 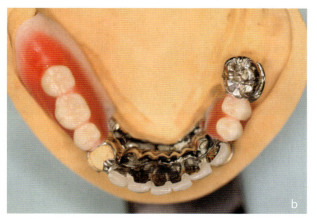

図 14 大きなレスト、幅広いガイドプレートと板状のブレーシングアームにより連結強度を増強したクラスプ
（a）支台歯への前処置としての歯冠補綴（黄色矢印：レストシート、白色矢印：ガイドプレート）。（b）義歯試適時写真

きく関与します（**図 13**）。

　支台装置としては、クラスプとアタッチメントが用いられます。支持性の高い支台装置としては、コーヌステレスコープクラウン、精密アタッチメントが使用されますが、筆者らは、大きなレスト、幅広いガイドプレート、板状のブレーシングアームなどを用いて連結強度の高い支持を強化したクラスプを使用しています（**図 13d**、**図 14**）。大連結装置は、上顎では支持に関与しており、支持性についてはパラタルバーやパラタルストラップに比較して、粘膜を被覆する面積が大きいパラタルプレートが優れていますが、装着感や発語などについても考慮が必要となります。診察すべき項目としては、支台装置（数、位置、種類）、義歯床形態、大連結装置（種類、形態、走行）が挙げられ、各構成要素の適合性、義歯の動き（回転、沈下）について検査を行います。

7）補強線の有無（レジン床の場合）

　レジン床では、厚さを増すことによって得られる剛性には限界があり、また、厚さを増すことにより異物感も強くなるため、補強線を使用することも支持を強化する方法です。補強線にもさまざまなタイプがありますが、床用レジンとの強い接着を得ることは難しく、限界があります。

文献
1）細井紀雄編集代表：リライニング＆リペアー．東京：医歯薬出版，14-28，1997．
2）宮地建夫：欠損歯列の臨床評価と処置方針．東京：医歯薬出版，69-71，79-82，1998．
3）公益社団法人日本補綴歯科学会編：歯科補綴学専門用語集　第4版．東京：医歯薬出版，2015．

Chapter 4-2 把持にかかわる診察項目と検査法

　「把持」とは、教科書的には義歯の水平方向への偏位を抑制する機能とされていますが、実際には垂直方向（維持、支持）以外のあらゆる方向への偏位と、ピッチング（遠心回転）、ローリング（頬舌回転）、ヨーイング（魚尾状運動）と呼ばれる遊離端欠損に認められる義歯の回転変位を抑制する機能です（図1）。特に水平方向への移動や回転は、小さな荷重でも大きな変位となるため、有床義歯のトラブルは把持不足で生じることが多く、「痛い」「咬みにくい」「義歯が動く」といった訴えがあったときには、把持に関する検査、診断をしなければなりません。

1 義歯床面積

　支持同様に、歯根膜と顎堤粘膜に把持が求められます。図2aは義歯の動揺による咀嚼困難を主訴に来院された患者の下顎レジン床義歯ですが、左側遊離端部義歯床は非常に小さいため、遊離端義歯特有の回転運動を抑制できず、義歯の動揺は非常に大きくなることが推測されます。フレンジや床後縁が短い場合には、ピックアップ印象を行い、義歯床面積の拡大を図らなければなりません。しかしながら、顎堤粘膜は大きな被圧変位性を有することから、歯根膜ほどの強固な抵抗源とはなりえず、顎堤形態が不良の場合には多くを期待できません。したがって、歯が多数残存している場合には、義歯床だけにとらわれず歯根膜に最大限の把持を求めることが有効です[1]。

2 支台歯と義歯の接触

　歯根膜把持は義歯と支台歯側面との接触面積に依存します。図2の右側屈曲レストは著しく不適合であり、レストによる歯根膜支持はまったく期待できません。最後方歯には屈曲レストのみが設置され、把持効果は完全に欠如しています。そこで本症例に対しては、直接法にて義歯床の欠損側隣接面に常温重合レジンを付与して、残存歯にできるだけ義歯床を接触させて把持効果を高めます。

　一方、クラスプの囲繞性や連結装置の剛性にも把持効率は依存します。本症例のようなワイヤークラスプでは側方力により鉤腕が開いてしまうため、義歯の水平移動や魚尾状運動を抑制できません。また、連結装置がたわむと間接支台装置や義歯床同士の相互把持効果も減衰します（図2b、c）。したがって、設計意図どおりの把持力を具現化するためには、義歯に高い剛性が必要不可欠であり、義歯の構造設計が推奨されます。

3 ガイドプレーン

　義歯の着脱方向を規制し、義歯と支台歯の接触面積を増やすためにはガイドプレーンの付与が不可欠です。欠損側隣接歯のガイドプレーンの有無を確認し、付与されていなければ曲面状にガイドプレーンを形成します[2]（図3）。また、上腕部が支台歯のア

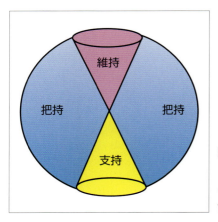

図1　「把持」は垂直方向以外のあらゆる方向への義歯の変位と、ピッチング（遠心回転）、ローリング（頬舌回転）、ヨーイング（魚尾状運動）と呼ばれる遊離端欠損に認められる義歯の回転を抑制する機能である（文献1より引用改変）。

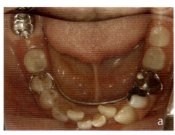
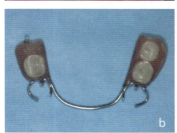
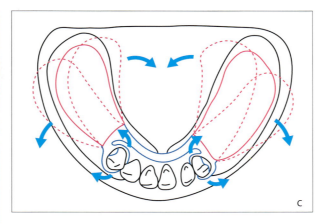

図2 （a）屈曲レストは著しく不適合であり、歯根膜支持はまったく期待できず、最後方歯には屈曲レストのみが設置され、把持効果は完全に欠如している。左側遊離端部義歯床は非常に小さく、遠心離脱や頬舌回転、魚尾状運動などの全回転運動を抑制できず、義歯の動揺は非常に大きくなることが推測される。（b、c）ワイヤークラスプでは側方力により鉤腕が開いてしまうため、義歯の水平移動や魚尾状運動を抑制できない。また連結装置がたわむと間接支台装置や他方の義歯床との相互把持効果も減衰する。

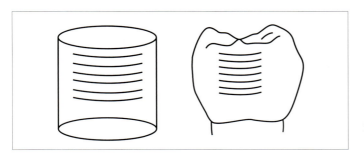

図3 少ない歯質切削量で義歯と支台歯との大きな接触面積を得るために、ガイドプレーンはできるだけ曲面に形成する。

ンダーカット領域内を走行する場合には、歯冠形態を修正し、サベイラインを下方に移動させます（図4）。その後、前述のように常温重合レジンを用いて応急的に再適合を図りますが、基本的にはガイドプレーン形成後に義歯を新製するか、クラスプのみ再製作し、義歯修理する必要があります。

4 最大限の把持を得るための対策

1）キャップクラスプ

すれ違い咬合や咬合挙上症例など義歯に過大な咬合力が加わる症例では、通常の鉤腕型クラスプよりも、支持・把持効果に優れたキャップクラスプが有効です（図5）。基本形態は歯冠部を帽子のように被覆しますが、咬合挙上が困難な症例では、咬合面開放型のキャップクラスプが適用されます。

2）連続シンギュラムレスト

前歯にも積極的に把持を求めるときにはリンガルプレートを用いますが、特に前歯が叢生であれば、可及的に精度高く適合させることにより把持効果も高まります（図6）。舌側歯槽部を解放するためにはシンギュラムバーとリンガルバーの併用が推奨されます（図7）。シンギュラムバーは斜面状の基底結節上を走行するため、前歯を前方傾斜させる方向に力を及ぼしやすいのですが、前歯舌面にコンポジットレジンを盛り上げてレストシートを付与することにより、歯軸方向へ力の伝達ができます。前歯にも支持を求めた従来の連続切縁レストは審美的に大きな問題を有していましたが、連続シンギュラムレストを設計することにより前歯から最大限の支持・把持を得られるだけでなく、審美的問題も解消できます（図8）。

3）鼓状隙の効果

中間欠損においては義歯の近遠心側が直接支台歯と接触するため、大きな把持効果が発現します。したがって、主たる欠損以外にも小さな隙や欠損があ

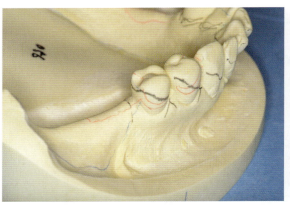
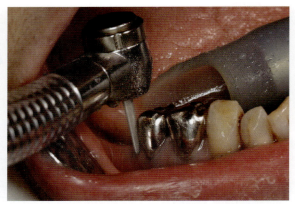

図4 基本設計時に上腕相当部のサベイラインが上方にある場合には、前処置で歯冠形態を修正しサベイラインを下方に移動させなければならない。

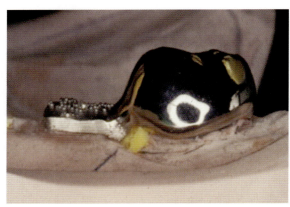

図5 キャップクラスプは支台歯をほとんど削除することなく最大限の支持と把持が得られる。

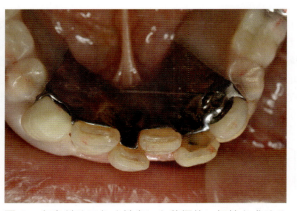

図6 臼歯だけでなく前歯にも積極的に把持を求めるときにはリンガルプレート（リンガルエプロン）が有効である。特に前歯が叢生であれば、可及的に精度高く適合させることにより把持効果も高まる。

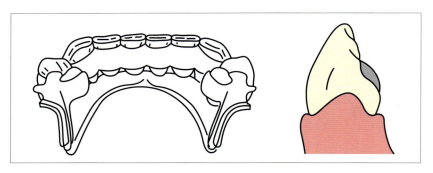

図7 舌側歯槽部を解放するために、前歯舌面との接触面積を増加させたシンギュラムバーは把持効果も高い。

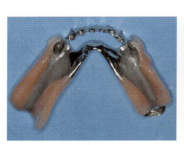
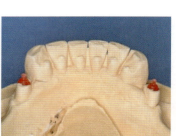
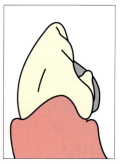

図8 前歯舌面にコンポジットレジンを盛り上げてレストシートを付与し、シンギュラムレストを設計することにより前歯からも最大限の支持と把持を得ることができる。写真は連続シンギュラムレスト（写真は文献1より転載）。

れば積極的に義歯に組み込み活用します。その際に、欠損側隣接面のガイドプレーンを曲面形成することにより空隙は鼓状となりますが、そこに金属隙を精度高く適合させることにより、金属隙が残存歯に完全にロックされ、最大限の把持効果（鼓状隙の効果）が得られます[1]（図9）。すれ違い咬合や義歯の動揺が大きい遊離端欠損では、ブリッジポンティックの除去やクラウン隣接面の削合により鼓状隙の効果を期待することもあります。

目の前の口腔内や研究用模型をじっくりと観察し、欠損様式から義歯の動態を診察、イメージします。どのように義歯の構成要素を残存歯に効率よく接触させるかを熟考し、義歯の水平方向への移動が360°すべて抑制できるように、適切な義歯調整や修理を、再製作の場合には義歯設計と前処置を行うことが肝要です。

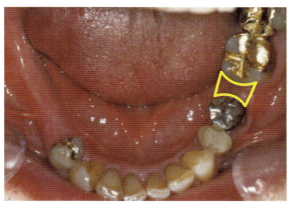 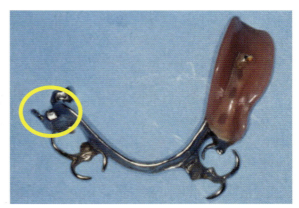

図9 欠損側隣接面のガイドプレーンを曲面形成することにより空隙は鼓状となるが、そこに金属隙を精度高く適合させることにより、金属隙が残存歯に完全にロックされ、最大限の把持効果（鼓状隙の効果）が得られる（文献1より転載）。

文献
1) 大久保力廣：－パーシャルデンチャーの設計を再考する－ 歯に最大限の支持と把持を求める．日補綴歯会誌 8（1）：39-44，2016．
2) Carr AB, Brown DT：McCracken's Removable Partial Prosthodontics 12ed. StLouis：Elsevier Mosby, 125, 2011.

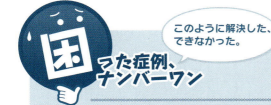

すれ違い咬合の部分床義歯症例

困った症例ナンバーワンとして記憶に残る症例は、前後、左右のすれ違い症例である。紹介により来院され、主訴は、咀嚼時の左上および右下臼歯部の床下粘膜疼痛であった。上顎は、右側臼歯が根面キャップの状態ですべて残存し、オーバーデンチャーが装着されていた。下顎は、前歯と左下臼歯2本が残存し、臼歯は残根状態で、右側顎堤の吸収は強く、床下粘膜にはびらんが認められ、粘膜調整材が貼付されたクラスプ義歯が装着されていた。顎位は左側に偏位し、左上がりの咬合平面を呈していた。典型的な前後、左右のすれ違い咬合で、前医にて残存臼歯を根面キャップとするなどの加圧要素を減じる対応がされていたが、咀嚼時疼痛を解消することはできなかった。治療用義歯にて治療を進め、顎位は修正されたが、咀嚼時疼痛は完全には解消できず、前咬みとなり、上顎義歯前歯の破折、脱離を繰り返した。その後、患者さんが精神的な疾患に罹患され、ブラッシングが不十分となり下顎前歯の歯周病が進み、抜歯に至った。下顎は、左小臼歯のみが残りオーバーデンチャーとすることによりようやく咬合が安定し、痛みも消退した。すれ違い咬合に対して有効な対応がとれず、すべての下顎前歯を抜去することになり、忸怩たる思いが最後まで残った症例であった。

（横山敦郎）

Chapter 4

3 維持にかかわる診察項目と検査法

　義歯の維持とは、離脱に抵抗することです。部分床義歯の維持に関しての主訴としては、義歯が外れやすい、動く、食べにくいなどがあります。部分床義歯の維持は基本的に支台装置（クラスプ、アタッチメント）が担うため、支台装置、さらに支台装置を含めた義歯の設計に関する診察と検査がポイントとなります。欠損歯数が多く、義歯床の面積が大きい場合は、全部床義歯と同様に義歯床、さらには唾液（量および性状）も関係します。本章では、維持に関する診察項目と検査法について述べます。

1）適合

　支台装置：クラスプについては、クラスプ鉤腕の破損や変形を目視にて確認するとともに、適合検査材を用いて適合を検査します（**図1**）。

　義歯床：床縁の形態、位置、ならびに床面積について過不足を目視にて確認するとともに、適合検査材により適合性を検査します。特に、遊離端義歯や欠損が広範囲にわたる義歯については、機能運動時（たとえば開口時）において義歯の浮き上がりや脱離がないかを確認することが重要です。床面積が大きい場合は、辺縁封鎖が十分になされているか確認してください（**図2**）。

2）咬合

　部分床義歯は、一歯欠損から一歯残存まで欠損形態はさまざまで、さらに対合歯を考慮すると、咬合状態も多様です。診察すべき項目としては、特に欠損歯数が多い場合は、偏心運動時の残存歯の咬合状態を含めた咬合平衡が重要です。咬合紙にて接触を確認するとともに義歯の動きを目視にて確認してください。また、偏心運動時における支台装置の咬合干渉にも注意が必要です。このため、新製時には、下顎の偏心運動時を想定した十分な厚みのレストシートの形成が必要となります（**図3**）。

3）義歯の設計

　部分床義歯においては基本的には支台装置が維持を担うので、支台装置の維持力、支台装置の位置（配置）、支台装置の数、種類が診察項目として重要となります。設計に際して、維持力は義歯が脱離しない最小の力とされていますが、義歯全体としての維持力に関する報告はあまりありません。一歯における支台装置の維持力としては、許容範囲は最大900gであり、クラスプについては250〜500g、コーヌステレスコープについては700gが適切との報告がありますが、支台歯の状態（歯周組織の状態や歯冠／歯根長比など）によっても異なります[1]（**図4**）。

　また、支持や把持とも関連しますが、義歯の動きに関しては、支台装置の数や位置・配置も重要であり、鉤間線を多角形にするなど設計に対する配慮が必要です。たとえば、歯槽頂を回転軸とする動きは義歯

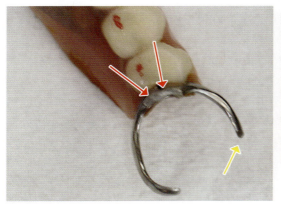

図1　鉤腕の破折（黄色矢印）。レストの破折も認められる（赤色矢印）。

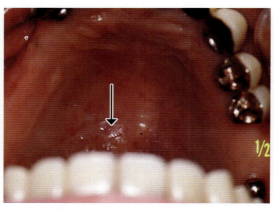

図2　口蓋後縁のビーディングによる圧痕（矢印）発赤は認められず、適切に封鎖がなされている。

の離脱をまねき、これを防ぐには義歯の着脱方向に抵抗する維持力より強い力が必要であり、間接支台装置として双子鉤などの強固な支台装置を設計することがポイントとなります[2]（図5）。

4）義歯床面積および形態

残存歯が少なく、支台装置を適切な位置に配置できない場合は、義歯床による維持は重要となり、診察項目としては、顎堤の大きさ、形態、粘膜の性状が挙げられます。

5）唾液の量および性状

唾液は、床面積の広い部分床義歯においては、全部床義歯と同様に辺縁封鎖や粘着により維持に関係し、維持には粘性のある唾液が有利です。唾液分泌量が少ない場合は、粘膜の痛みや灼熱感が生じることもあります。サクソンテストなどの方法により唾液分泌量を測定します。

文献

1) 野首孝祠：五十嵐順正 編著、新版現代のパーシャルデンチャー－欠損補綴の臨床指針－．東京：クインテッセンス出版，65-101，102-108，2008．
2) 大山喬史 編著：パーシャルデンチャーアトラスデザイン理論と臨床 遊離端義歯を中心に．東京：医歯薬出版，19-46，2005．

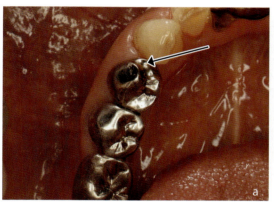
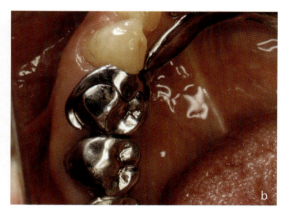

図3 （a）鉤肩が側方運動時にガイドすることが考えられるため、鉤肩の厚みを十分に取るよう（矢印）設計されたクラウン。（b）義歯装着時

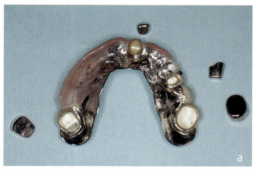
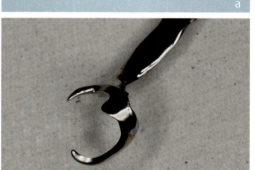
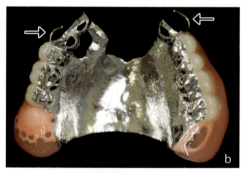
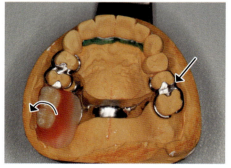

図4 各種維持装置
（a）コーヌステレスコープクラウン。（b）弾性の高い白金加金ワイヤー（矢印）を用いて維持力を小さく設計したコンビネーションクラスプ。（c）コバルトクロム合金を用いた二腕鉤（エーカースクラスプ）。

図5 上顎片側遊離端義歯の間接支台装置としての双子鉤（矢印）。頬側への歯槽頂を回転軸とする義歯の離脱（矢印）に抵抗。

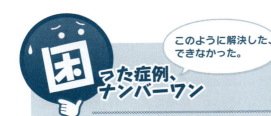

義歯の相互回転の抑制に困難をきわめたすれ違い咬合症例

　私が最も困った症例、そしてこれからも挑戦を続けたい症例ナンバーワンは「すれ違い咬合」です。「上下顎に残存歯があるにもかかわらず、咬合位を喪失した症例群」を恩師である 故 尾花甚一先生は「すれ違い咬合」と命名されましたが、戦後に一世を風靡したラジオドラマ「君の名は」で描かれた「すれ違い」の悲恋の物語が造語のヒントと聞きました。大学院時代にその恩師の診療アシスタントを4年間務めながら、「すれ違い咬合」の病因や病態、問題点を教わり、その対策を一緒に考えさせていただきました。今日の私のパーシャルデンチャーの考え方の原点がここにあります。

　「すれ違い咬合」は歯根膜、粘膜という異種の支持系が対咬するため、咀嚼のコントロールが非常に困難で、義歯の安定が得られにくいことが特徴であり、最もやっかいな問題点は、上下顎義歯の相互回転変位です。通常の遊離端欠損でもみられる義歯の回転変位が「すれ違い咬合」では何十倍も加速して発現します。4半世紀も前に恩師と一緒に治療した前後すれ違い咬合の1症例はものの1年で回転変位が発現し、義歯の維持安定は著しく不良になり、患者がとてもがっかりしていたことを今でも鮮明に記憶しています[1]。「すれ違い咬合」のもう一つの特徴である義歯の破損はフレームワークの構造設計により防止できるようになってきましたが、相互回転変位に関しては抗回転能を付与した連続切縁レストやキャップクラスプ、粘膜支持を最大限に活用するリモールディング等の「すれ違い対策」を実施しても長期の経過からみて十分な成果を挙げられていません。現在も講座をあげて「すれ違い」対策を練り続けていますが、残念ながら有効な対処法をみつけ出せないでいます。

　インプラントが義歯の回転を抑制するためには有効な手段と考え、約20年前から「すれ違い対策」として活用していますが、長期の成功率はそれほど高くないと実感しています。インプラントに頼らない「すれ違い対策」をこれからも考究し続けることが亡き恩師への恩返しと考えています。

（大久保力廣）

文献
1) 大久保力廣, 尾花甚一ほか：義歯の矢状面回転の抑制に困難を極めた前後すれ違い咬合の一症例. 鶴見歯学 19(3):397-405, 1993.

Chapter **5**

部分床義歯における
高頻度プロブレムと問題解決

Chapter 5
1　義歯がゆるい・すぐ外れる

S　主訴：入れ歯が外れやすくて、食べにくい。

主観的情報　食事中に義歯が外れやすいため、うまく噛めない。

患者情報　71歳・男性。

欠損：$\dfrac{653\ |\ 46}{765\ |\ 7}$

歯科的既往歴：約1年前に義歯を製作したが、痛みがあり、外れやすいため、何度か調整してもらったが改善されなかった。

一般的既往歴：糖尿病で通院中であるが、コントロールされている。

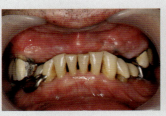
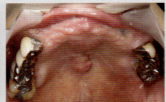
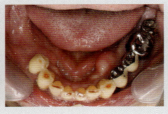
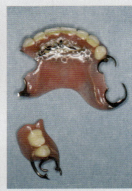

図1　口腔内

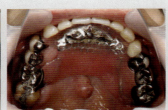
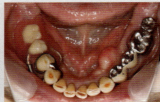

図3　装着されていた義歯

図2　義歯装着時口腔内

主観的情報からの補綴的問題点（プロブレム）
❶ 維持・支持・把持不良による義歯の動揺。
❷ 低位咬合。

E　プロブレムに沿った検査項目

1　義歯の維持・支持・把持に関する検査
① 支台歯に関する検査

② 義歯設計に関する検査

③ 支台装置に関する検査

O　観察記録

① 支台歯に関する検査

$\dfrac{74\ |\ 5\ \ 7}{\ \ \ \ \ 6\ \ \ }$ のポケットは4～5mmで、排膿・出血が認められた。口腔衛生状態は不良で、動揺度は2～3度であり、著しい動揺が認められた。

② 義歯設計に関する検査
下顎義歯は片側処理の設計で間接支台装置が不足している。頬棚やレトロモラーパッドが十分に覆われておらず、床外形が不適切で支持が悪い。

③ 支台装置に関する検査
上顎の支台装置は破折しており、維持安定が悪い。
下顎の支台装置の適合および形態は悪く、支持・把持・維持は不良。

2 咬合に関する検査
① 咬頭嵌合位 → ① 咬頭嵌合位
　残存歯の咬合支持は少なく、すれ違い咬合に近い状態。
　上顎残存歯および上顎義歯の動揺により、咬頭嵌合位は不安定。

② 咬合高径 → ② 咬合高径
　咬合高径が低く、デンチャースペースは不足している。

A 問題に対する原因／診断

1．義歯の維持・支持・把持不良による義歯の動揺の問題。
　① 上顎は支台歯の動揺、支台装置の破折が動揺の原因である。
　② 下顎は下顎隆起の存在のため、リンガルバーが走行しにくい状態であり、不適切な義歯の設計および支持・把持・維持が不良な支台装置が動揺の原因である。

2．低位咬合の問題
　上顎残存歯の動揺および残存歯の咬合支持が少ないことが低位咬合の原因である。

P 問題解決のための治療計画

1．義歯の維持・支持・把持不良による義歯の動揺の問題
　① 上顎は残存歯を抜去し、適合および辺縁封鎖の良好な全部床義歯を製作し、両側性咬合平衡を付与する。
　② 下顎は 6| の抜歯と舌側に存在する下顎隆起を外科的に除去し、支台歯間線を考慮した直接支台装置および間接支台装置を配置し、支持・把持・維持の良好な支台装置を有する両側性遊離端義歯を製作する。

2．低位咬合の問題
　上顎は残存歯の抜歯により全部床義歯とし、上下義歯により適切な咬合高径を設定する。

▶▶▶ 治療経過

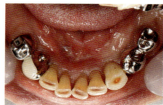 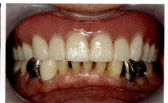 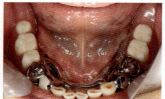 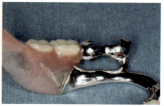

図4　支台歯の歯冠補綴　　図5　新義歯装着（正面観）　　図6　新義歯装着（咬合面観）　　図7　レスト付二腕鉤の舌側腕

問題解決のための新義歯製作の治療計画と留意点

❶ 支台歯 → 義歯の維持・安定性を高め、動揺を極力小さくするためには、支台歯と支台装置との連結を緊密にすることが重要である。そのためには、支台歯に付与するレストシートおよびガイドプレーンを適切に付与することが重要で、歯冠補綴による支台歯の形態修正は理想的な形態を付与するための方法である。

❷ 支台装置 → レストによる確実な支持、把持腕における動揺の抑制、維持腕による最小限の維持が得られるような支台装置の設計を、義歯の設計および支台歯の設計と同時に行うことが重要である。

設計の要点

① 支台歯となる 43|45 は十分なレストシート、遠心ガイドプレーンおよび舌側のサブガイドプレーンを付与するため歯冠補綴による連結冠を装着した（図4）。
② 支台装置としてのレスト付き二腕鉤は、支台歯のサブガイドプレーンに適合する舌側腕を板状の形態とし、把持効果を高める設計とした（図7）。

ワンポイント

義歯の動きを抑制する把持腕の設計
　レスト付き二腕鉤の舌側の把持腕は、幅広く板状にすることによってより効果的な把持作用が得られる。
　また、その支台装置を両側性に配置することは、相互的な拮抗作用が得られるため、義歯の動きを抑制する効果が期待できる。

Chapter 5

2 義歯ががたがたする・動く

S 主訴：食事中に下の義歯ががたつく。

主観的情報	食事中に義歯が外れやすいため、うまく噛めない。
患者情報	74歳・男性。 欠損：$\frac{7|7}{76321|1237}$ 歯科的既往歴：約6年前に ③21｜12③ ブリッジの支台歯を抜歯し、3+3 部の増歯修理を行い、その後、特に問題なく使用できたので現在まで使用していたという。 一般的既往歴：糖尿病、高血圧症で通院中。

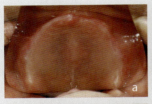 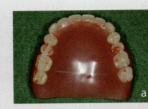 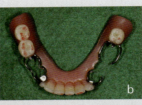 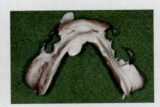

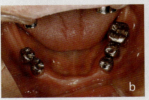 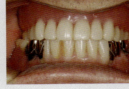 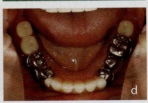

図1　口腔内（a）上顎、（b）下顎　　図2　（a）上顎義歯（咬合検査）、（b）下顎義歯（咬合検査）、（c）義歯装着時前面観、（d）下顎義歯装着時　　図3　適合検査

主観的情報からの補綴的問題点（プロブレム）
1. 長期使用に伴う顎堤吸収による義歯床不適合、支台装置の維持力の低下による**義歯の安定の問題**。
2. 人工歯の咬耗による**咬合の問題**。

E プロブレムに沿った検査項目　　**O** 観察記録

1　義歯の安定に関する検査
① 顎堤粘膜の検査
　粘膜の発赤・潰瘍　→　粘膜に異常は特にない。
② 支持に関する検査
　レスト　→　支持あり。
　義歯床面積　→　後縁はレトロモラーパッドを被覆しているが、若干短い。
　適合　→　顎堤の吸収を認める。咀嚼時の疼痛等はない。
③ 把持に関する検査
　連結装置　→　連結強度は保たれている。
　ガイドプレーン・隣接面板　→　レジン面による把持あり。
④ 維持に関する検査
　支台装置　→　大臼歯部維持腕に不適合を認める。
　直接および間接支台装置　→　すべての欠損部に直接維持装置の設置あり。
⑤ 義歯の強度に関する検査
　補強線の有無　→　補強線あり。

2 咬合に関する検査
① 中心咬合位の安定性　→　タッピング時のがたつきはない。
② 側方運動時の安定性　→　前方、側方運動ともに咬合干渉は認めない。
③ 人工歯の咬耗　→　咬耗による軽度の咬合高径の低下を認める。

A 問題に対する原因／診断

1．義歯の安定の問題
① 義歯床粘膜面の適合不良が考えられる。
② 大臼歯部の維持腕の不適合を認めるが、線鉤のため調整可能と考えられる。

2．咬合の問題
① 咬合時の義歯のがたつきはなく、安定した咬合平衡を有する。
② 人工歯の咬耗による軽度の咬合高径の低下を認めるため、咬合高径の回復を行う。

P 問題解決のための治療計画

1．使用義歯の治療計画
① 義歯床粘膜面の不適合：直接法リラインを行う。ただし、粘膜に発赤などの炎症がある場合は、粘膜調整を行い粘膜が安定してから実施する。リラインは、レストをレストシートに適合させ、義歯が口腔内の所定の位置に収まるように手指圧で保持し、筋圧形成を行う。常温重合型レジンを使用する場合は、硬化により義歯が外れなくならないよう配慮する。
② 維持装置の不適合：プライヤーによる維持腕の調整を行う。
③ 人工歯の咬耗：人工歯咬合面のレジン再構築か上下顎義歯の新製が望ましい。

2．新義歯の治療計画
　レストの位置は欠損部から離れた部位への設置が望ましいが、患者は支台歯の再製作を希望しなかったため、現在のレストシートを用いて同じ設計とする。維持装置は、小臼歯部はコンビネーションクラスプ、大臼歯部はエーカースクラスプとする。補強線により義歯の剛性を担保する。義歯床後縁はレトロモラーパッドを1/2～1/3覆うよう設計する。

▶▶▶ 治療経過

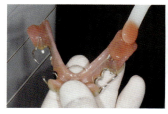
図4　リライン材の築盛

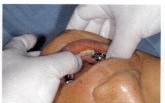
図5　レストをレストシートに適合させ、手指圧で保持する

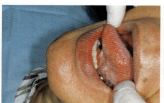
図6　筋圧形成

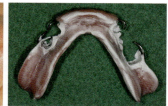
図7　リライン後の適合検査

問題解決のための新義歯製作の治療計画と留意点

❶ 義歯の安定　→　支持、把持、維持を配慮した設計。粘膜支持とレストによる支持、誘導面と隣接面板による把持、適切な維持の付与。適切な咬合平衡の付与。

❷ 咬合高径の回復　→　咬耗した人工歯に対して咬合高径の回復を行う。

設計の要点
支持、把持、維持の要件を満たすとともに、審美性についても配慮する。クラスプ可視部の露出を減らすには、4｜4部に遠心レストを設置し、鉤体をファーゾーンに設置すると良い。

ワンポイント
義歯の適合状態の検査
　義歯の適合状態については、義歯の支持、把持、維持の診察および咬合検査を行おう。

Chapter 5
3　食べ物が入る

S　主訴：入れ歯の中に食べ物が入ってしまう。

主観的情報　入れ歯が咬みづらく、食べているうちに裏側に食べ物が入ってしまい、食事のあとは外して洗わないと気持ち悪い。

患者情報　64歳・女性。
　　　　　　欠損：7 6 5 | 5 6 7
　　　　　　歯科的既往歴：5年前に下顎義歯を製作したが、当初から咬むと痛みがあり、長時間使用はしていなかった。近医で義歯調整を含む歯科治療を行っていたが、病気による入院治療のため体重が減少し、義歯内面に食べ物が多く入るようになった。
　　　　　　一般的既往歴：3年前に胃癌。

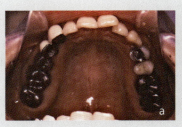
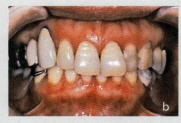
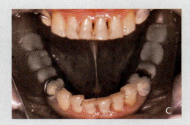

図1　初診時口腔内写真。(a) 下顎義歯装着時、(b) 上顎・正面観、(c) 下顎

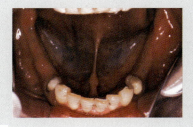

図2　初診時口腔内写真。下顎義歯非装着時

主観的情報からの補綴的問題点（プロブレム）

❶ 食べ物が入ることから、義歯の適合性の問題（支持・把持の不足）。
❷ 咬みづらさがあることから、咬合の問題。

E　プロブレムに沿った検査項目　　**O　観察記録**

1　義歯の適合性に関する検査	
① 支台装置の支持・把持にに関する検査	① 「4は、義歯と暫間被覆冠が一体化したものが覆っている状態。4」はオールセラミック冠にレスト付二腕鉤が配置されているが、レストが小さく把持腕の適合が不良であり、主に支持・把持の不足。
② 支台装置の配置に関する検査	② 右側のレスト付二腕鉤のみであることから、主に把持の不足。
③ 義歯床の支持に関する検査	③ 手圧下での沈下があるため、主に支持の不足。床形態や面積はほぼ適切である。
2　咬合に関する検査	
① 下顎位	① 前歯部に強い接触、下顎前歯部に咬耗を認める。右側方運動は $\frac{3}{3}$、左側方運動は 2 3 と 3、3 と 4 で誘導。
② 人工歯	② 臼歯部人工歯に咬耗を認める。

A 問題に対する原因／診断

1．義歯の適合性に起因する支持・把持の不足による問題
① 右側支台装置の支持性・把持性が不十分と考えられる。
② 機能が不十分な直接支台装置のみの配置であり、遊離端欠損部の義歯の回転沈下を防ぐことは困難である。
③ 粘膜での支持性が低下していると考えられる。

2．咬合の問題
① 臼歯部咬合接触が不十分であり、アンテリアガイダンスの角度等の要因から下顎位が適正ではない。
② 対合歯が天然歯と金属による歯冠補綴物のため、臼歯部人工歯が咬耗している。

P 問題解決のための治療計画

1．義歯の支持と把持の強化
① 支台装置として十分な支持性・把持性をもたせ、また、鉤歯との適合性を上げるための補綴的前処置を行う。
② 両側遊離端欠損であるため、間接支台装置の配置により、義歯の動揺が最小限となるような設計とする。また、フレームワークの剛性を考慮し材料選択を行う。
③ 十分な粘膜支持を発揮できるよう、また、粘膜支持部と歯根膜支持部の被圧変位性の差異についても考慮する。

2．咬合の問題
① 咬合床を用い適切な咬合採得を行う。また、対合歯の補綴装置の再治療、治療用義歯による下顎位の再評価を行ったうえで、最終補綴装置を製作をする。
② 最終補綴装置粘膜面の十分な適合を得た後、臼歯部人工歯を間接法にてメタルティースに置換する。

▶▶▶ 治療経過

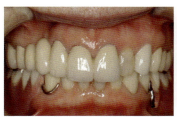

図3　最終補綴装置装着時

図4　下顎義歯非装着

図5　下顎義歯

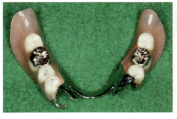
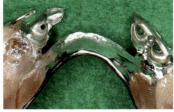

問題解決のための新義歯製作の治療計画と留意点

「食べ物が入る」というのはただ単に支台装置や義歯床の適合のみを考えるのではなく、以下について総合的に捉えることで「安定した」「最小限の動き」の義歯となる。

❶ 印象採得 ➡ オルタードキャスト法や加圧印象など、粘膜支持部の被圧変位性に考慮した印象法を採用すること。

❷ 咬合採得 ➡ 咬合床を用いて行う際、咬合床の沈下や動きがないよう留意する。

❸ 設計 ➡ 欠損形態、特に遊離端欠損部の場合、その長さや骨吸収の程度、対顎との受圧加圧のバランスなどにより設計も変わるため、症例の難易度を理解する必要がある。

設計の要点

① 支持・把持を適切に付与するために鉤歯の歯冠修復が必要であった。生活歯は削りたくないという強い要望もあったが、下顎両側犬歯はアンテリアガイダンスの修正の目的もあり、歯冠補綴を行った。
② ガイドプレーン形成とそれに適合する隣接面板、把持腕で義歯の動揺を最小限になるようにした。

ワンポイント

機能時の義歯の動きを理解する

支台装置と義歯床の適合性、機能時の義歯の動態について分析し、それに適した構造設計とすることで、部分床義歯の安定を得ることができる。

Chapter 5
4-1　噛むと痛い（レスト）

S　主訴：奥歯で噛むと歯ぐきが痛くてしっかり噛めない。

主観的情報　咬むと下の顎堤が痛い。食べ物が咬みにくい。

患者情報　55歳・女性。
欠損：7 6 5 ｜ 4 5 6 7
歯科的既往歴：3年前に下顎臼歯部を抜歯して両側遊離端義歯を製作した。装着時より咀嚼時に顎堤部の痛みを感じていたが、こんなものかと思っていたとのこと。

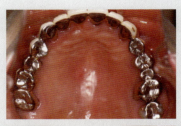
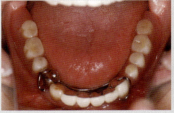
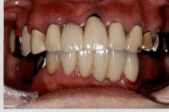
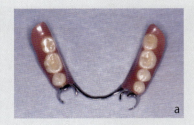
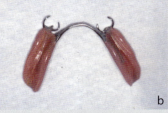

図1　口腔内写真

図2　下顎義歯写真
（a）咬合面観、（b）粘膜面観

主観的情報からの補綴的問題点（プロブレム）
❶ 3年前に製作した義歯による**痛みの問題**。
❷ 義歯による**咀嚼困難の問題**。

E　プロブレムに沿った検査項目	O　観察記録
1　痛みに関する検査 ① 支持に関する検査 　レスト 　義歯床面積・適合 ② 把持に関する検査 　支台装置 　大連結子 ③ 維持に関する検査 　支台装置 ④ 義歯の強度に関する検査 　咬合力 　大連結子	① 支持に関する検査 　両側の直接支台装置のレストは小さく支持は不足。 　頬棚部を十分覆っておらず、適合性も低下しており支持不足。 ② 把持に関する検査 　ガイドプレーンが形成されていない。隣接面板もない。把持腕の面積は小さい。 　リンガルバーのため把持性はない。 ③ 維持に関する検査 　両側の支台装置の維持腕により維持は得られている。 ④ 義歯の強度に関する検査 　上顎がCr/Brで補綴させており、加圧要素が大きい。 　リンガルバーの幅と厚さが不足している。
2　咀嚼困難に関する検査 ① 義歯の動揺 ② 人工歯	① 支台装置の支持と把持、義歯床の支持が不足している。 ② 咬合面が平坦。7｜7は舌側に位置し、舌房を侵害している。

A 問題に対する原因／診断

1. 痛みの問題
   ① 支台装置のレスト・隣接面板・把持腕の形態から支持、把持の不足が考えられる。
   ② 義歯床の外形と適合の不良による支持の不足が考えられる。
   ③ 加圧要素に対するリンガルバーの強度不足による荷重分散の不良が考えられる。
2. 咀嚼困難の問題
   ① 支持と把持の不足による義歯の動揺が原因と考えられる。
   ② 咬合面の摩耗による咬合接触不良のため、十分な咀嚼力の発揮が困難と考えられる。
   ③ 人工歯排列位置の不良により咀嚼時に舌の動きを傷害すると考えられる。

図3 旧義歯の修正。頬棚部拡大、人工歯修正、4| クラスプ交換を行った。

P 問題解決のための治療計画

1. 痛みの問題
   ① 歯冠補綴を行うことで支台歯にレストシート・ガイドプレーンを付与する。コバルトクロム合金を用いたフレームワークで、支台装置に強固な支持と把持を与える。十分な幅と厚みをもったリンガルエプロンによりたわみ防止と把持性を付与する。
   ② 義歯床は頬棚を覆って十分拡大し、加圧印象によって支持性を向上させる。
2. 咀嚼困難の問題
   ① 支台装置のレストと隣接面板による支持・把持の強化、床拡大による支持の向上で義歯の動揺を抑制する。
   ② 人工歯は義歯の安定を図るため、義歯床の中央に排列する。

▶▶▶ 治療経過

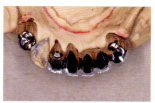 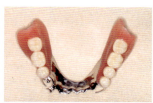 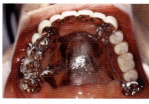
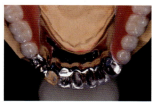 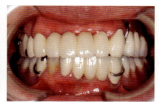 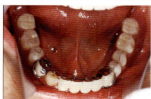

図4 歯冠補綴による前処置とフレームワーク。レストシートとガイドプレーンが付与されている

図5 完成義歯と装着時の口腔内（上顎は歯の喪失により義歯となった）

設計の要点

① 2+3 基底結節レスト、4| 近心の咬合面レストはフックとし、欠損側と舌側面のガイドプレーンに適合する隣接面板・把持腕で十分な支持と把持を得る。
② リンガルエプロンは基底部の厚さを約1.5mmとして強度を向上させる。
③ 人工歯は義歯床の中央で筋圧中立帯域に排列する。

問題解決のための新義歯製作の治療計画と留意点

❶ 旧義歯の修正 → 初めに主訴に対する対応を行うことが重要。旧義歯がある場合、これを利用し、咬合位の確認や修正を行うことで最終義歯へスムーズに移行でき、治療効果も向上する。

❷ 支台歯の補綴的前処置 → 支持と把持を強化するには支台歯のレストシートとガイドプレーンの形成が重要。天然歯（特に前歯）では、レジンやインレーでレストシートを形成する方法が効果的である。歯冠補綴を行う場合は、あらかじめ形成しておく。

ワンポイント
疼痛の原因は？
適合や支持・把持が十分にもかかわらず、疼痛が改善しないことがある。この場合は、義歯の強度が不足していないかを検査してみよう！

Chapter 5
4-2　噛むと痛い（義歯床）

S　主訴：右側で噛むと右の粘膜が痛い。

主観的情報　入れ歯で咬むと顎堤が痛い。右側でも咬めるようになりたい。

患者情報　56歳・男性。
欠損： 7 6 5 4 | 6
歯科的既往歴：上顎右側臼歯にブリッジが装着されていたが、約1年前に歯周炎のために抜歯した。その後、右側に片側遊離端義歯を製作したが、咬むと顎堤部が痛くなるので食事では使っていなかった。

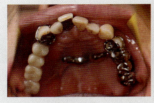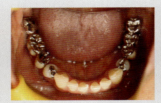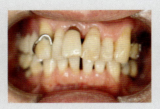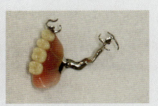

図1　口腔内と義歯の写真

主観的情報からの補綴的問題点（プロブレム）
❶ 約1年前に製作した義歯による**痛みの問題**。
❷ 歯槽骨の水平的吸収による支台歯の**負担能力の問題**。

E　プロブレムに沿った検査項目 ／ O　観察記録

1　痛みに関する検査

① 支持に関する検査
　義歯床面積・適合 → ① 支持に関する検査
　支持域を十分被覆していないこと、適合検査で適合性の低下を認めたことから支持は不足している。パラタルバーのため、大連結子での支持が期待できない。

　レスト → 直接支台装置のレストの形態・大きさとも不十分である。

② 把持に関する検査
　支台装置 → ② 把持に関する検査
　直接および間接支台装置のクラスプの把持腕は貧弱で把持性は弱い。

③ 維持に関する検査
　支台装置 → ③ 維持に関する検査
　3 | 4 5 で維持力が十分得られている。

④ 義歯の安定に関する検査
　人工歯 → ④ 義歯の安定に関する検査
　人工歯が義歯床の支持域から外れて位置している。

2　支台歯の負担能力の検査

① エックス線 → ① 支持歯槽骨レベルは歯根の半分程度である。| 7 は根尖部のみの支持で負担能力は大幅に低下している。

② 動揺度 → ② |④⑤⑥⑦ ブリッジの |7 の動揺が大きい。

③ ポケット → ③ 7| と |7 ポケット6mmであるが、他は3mm以下で歯肉の炎症はない。

④ 咬合力 → ④ 咬合力は過大ではない。パラファンクションもない。

A 問題に対する原因／診断

1．痛みの問題
① 義歯床（大連結子も含む）の面積による支持の不足が考えられる。
② 義歯床と人工歯排列位置のバランスが悪いと考えられる。
③ 直接支台装置の支持が不足していると考えられる。
④ 支台装置の把持が不足していると考えられる。

2．支台歯の負担能力の問題
支台歯として機能できるか判断して、必要なら抜歯も検討する。

P 問題解決のための治療計画

1．旧義歯の治療計画（プラン1）
① 義歯床の修正：頬側と遠心へ床外形を拡大し、リラインにより適合を改善する。
② 咬合の改善：咬合修正および調整により右側の咬合支持を回復する。

2．新義歯の治療計画（プラン2）
① 義歯床の支持：機能印象により上顎結節を覆う床外形と、加圧印象により粘膜の支持を得る。大連結子をパラタルストラップとして粘膜支持を得る。
② 支台装置の支持・把持：支台歯にレストシートを形成して犬歯には基底結節レスト、小臼歯には咬合面レストを設置する。把持の強化のため支台歯遠心と小臼歯舌側にガイドプレーンを形成し、把持腕の幅を拡大する。

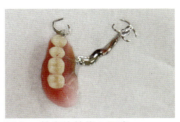
図2　義歯修整後の写真

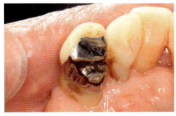 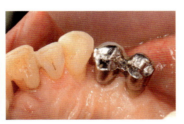
図3　支台歯の補綴的前処置　装着されているクラウンにレストシートとガイドプレーンを付与

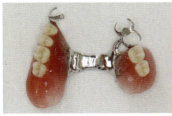 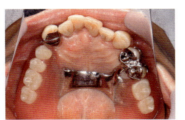

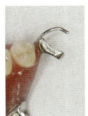 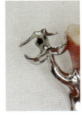 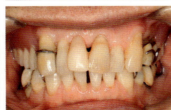
図4　完成義歯と装着時の口腔内

設計の要点
① 義歯床による支持を十分に得るため、上顎結節を被覆するとともに頬側部も十分拡大した。さらに大連結子をパラタルストラップとして支持を求めた。
② 支台歯への支持と把持を強化するため 3| の基底結節にレストシートと遠心ガイドプレーン、|45 では咬合面レストシートと遠心から舌側までガイドプレーンを形成した。
③ 審美的観点から 3| にはコンビネーションクラスプを設置し、維持腕をワイヤークラスプとした。
④ |45 には咬合面レスト、遠心と舌側に形成したガイドプレーンに適合する隣接面板と上下幅を拡大した把持腕を付与した。また、把持腕と隣接面板を一体化した。

ワンポイント
義歯床の支持の向上には
　加圧印象が必要であるが、ダイナミック印象やオルタードキャスト法を用いると効果的である。

問題解決のための新義歯製作の治療計画と留意点
義歯床の支持には、上顎は臼歯部顎堤（上顎結節を含む）、下顎では頬棚部を利用する。適合性も重要であり、加圧印象を用いる。

Chapter 5
5 よく噛めない（力が入らない）

S 主訴：うまく噛めない。

主観的情報	奥歯でうまく噛めない。
患者情報	65歳・女性。

欠損：$\frac{\ \ \ |567}{765|67}$　残存歯：$\frac{7-1|1-4}{4-1|1-58}$　アイヒナーの分類：B2

歯科的既往歴：約5年前より現在の義歯を使用しているが、義歯床下粘膜の痛みと4｜や｜45に違和感を生じて、奥歯でうまく噛めないまま義歯を使用してきた。｜5の動揺が進み、4カ月前に抜歯となったため、上顎義歯をうまく使用できなくなった。

一般的既往歴：高血圧であるが、コントロールは良好で、歯科治療には支障なし。

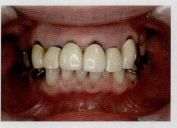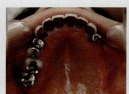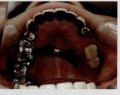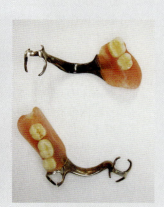
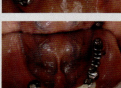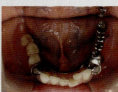

図1　初診時の口腔内と義歯

主観的情報からの補綴的問題点（プロブレム）
1. 支持・把持および維持不足による**義歯不安定の問題**。
2. 残存歯の**違和感**、**咬合痛**の問題。

E プロブレムに沿った検査項目	**O** 観察記録
1　義歯不安定に関する検査	
① 支持に関する検査	① 支持に関する検査
義歯床面積・適合	上下顎ともに床面積不足であり、粘膜面の適合不良。
レスト	レストシートの形態不良とレスト数不足のため、義歯の支持が不足。
② 把持に関する検査	② 把持に関する検査
義歯床形態・連結装置	上顎義歯床は抜歯部位の増床がされておらず、形態不良である。リンガルバーの形態はおおむね良いが、パラタルバーでは被覆面積が小さく適合不良。
ガイドプレーン・隣接面板	ガイドプレーンと隣接面板の接触は十分に得られていない。
③ 維持に関する検査	③ 維持に関する検査
支台装置	上顎は｜65、下顎は4｜、｜45の支台装置だが、適合不良で維持力不足。
④ 支台装置の配置に関する検査	④ 支台装置の配置に関する検査
	支台歯間線が直線で義歯床のピッチングに対する抵抗が不足している。
⑤ 義歯の強度に関する検査	⑤ 義歯の強度に関する検査
義歯材料	欠損部のクリアランスが少ないため、レジン床部の厚みが少ない。
咬合力	咬合支持のアンバランスとブラキシズムがあり、義歯に加わる力は大きい。
2　残存歯の違和感についての検査	
① 残存歯・歯周組織の状態	① 残存歯・歯周組織の状態
残存歯	上顎前歯歯頸部に二次う蝕を認める。下顎前歯切縁に咬耗を認める。

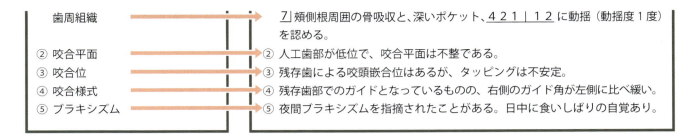

歯周組織	→	7̲	頰側根周囲の骨吸収と、深いポケット、4 2 1	1 2に動揺（動揺度１度）を認める。
② 咬合平面	→	② 人工歯部が低位で、咬合平面は不整である。
③ 咬合位	→	③ 残存歯による咬頭嵌合位はあるが、タッピングは不安定。
④ 咬合様式	→	④ 残存歯部でのガイドとなっているものの、右側のガイド角が左側に比べ緩い。
⑤ ブラキシズム	→	⑤ 夜間ブラキシズムを指摘されたことがある。日中に食いしばりの自覚あり。

A 問題に対する原因／診断

1．義歯不安定の問題
① 義歯床による支持不足に加え、不適切な支台装置の形態、適合および配置により、義歯の安定は悪い。
② レジン床義歯の強度不足のため義歯にたわみが生じると考えられる。

2．残存歯の違和感、咬合痛の問題
① 臼歯部の咬合支持不足により、前歯部への過重負担が考えられる。
② 咬合支持が少ないうえにブラキシズムがあるため、加圧要素は大きいと考えられる。

P 問題解決のための治療計画

1．義歯不安定の問題
① 義歯の十分な支持、把持を図るために、連結装置と義歯床の適合を改善する。また、支台歯数を増やし、適合の良い支台装置を配置して義歯の安定を図る。
② 強度不足については、コバルトクロム合金を用いた金属床で対応する。

2．残存歯の違和感、咬合痛の問題
① 前歯部での過重負担を軽減するため、義歯での咬合支持を十分に確保する。
② 受圧加圧のバランスを修正するため、7̲|は抜歯、|8̲は根面板とし、両側遊離端の形態にする。
③ 夜間ブラキシズムについては、予防策としてナイトガードにて対応する。

▶▶▶ 治療経過

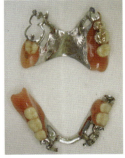

図2　完成義歯

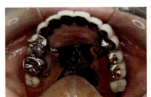
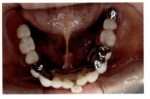

図3　完成義歯装着時の口腔内

問題解決のための新義歯製作の治療計画と留意点

❶ 残存歯と咬合の検査 → 咬合支持を安定させるためには、残存歯の補綴が必要になることも多い。咬合が不安定であり、残存歯に問題がある場合、両方の検査が必須となる。

❷ プロビジョナルレストレーション → 咬合平面やアンテリアガイダンスの修正を行い、咬合の均等化を図り、安定した咬合位の確立につなげる。補綴前にその再評価を行うことで治療を確実にする。

設計の要点

① 支台歯数を増やし、適合の良い支台装置を配置することで、支持を確実にし、義歯の安定を図る設計とした。
② レストシートの形態や板状アーム、ガイドプレーンの設定などとともに、床形態も可及的に拡大した。
③ 支台歯は一次固定することにより力の分散を図った。
④ 審美性を考慮して、I-barを頰側遠心部に設置し、4̲|頰側アームにワイヤーを用いた。
⑤ 強度確保のため、上顎にはトーションバーを組み込んだパラタルプレートを用いた。
⑥ 補綴装置により咬合平面とアンテリアガイダンスの修正を行い、咬合の左右均等化を図った。

ワンポイント

補綴後の患者指導は？
ブラキシズムがある場合、残存歯の保護も兼ねて夜間はナイトガードの装着あるいは義歯の装着を心がけてもらう。装着後も長く良い状態を続けるために必要なことである、と指導するのが大切。

Chapter 5
6 義歯の安定が悪い

S 主訴：物が食べられない。

主観的情報 義歯装着時の安定性が欠如し、疼痛および違和感により食事ができない。

患者情報 76歳・男性。

欠損：7￣￣￣｜￣￣7 / 7－5￣｜￣￣￣

歯科的既往歴：約10年前に 6 5｜ 相当部にインプラント治療を受け、上下顎部分床義歯を製作した。上顎義歯は、クラスプの維持腕が破損し、外出時には義歯安定剤を使用して装着していたが、それ以外は全く使用していなかった。下顎義歯は、違和感と疼痛があり、全く使用していなかった。

一般的既往歴：特記事項なし。

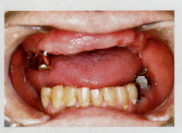

図1　口腔内写真

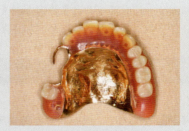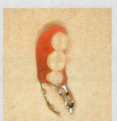

図2　旧義歯（咬合面観）

主観的情報からの補綴的問題点（プロブレム）

❶ 維持・支持・把持の不足による義歯の安定性の欠如に関する問題。

E プロブレムに沿った検査項目

1　義歯の維持支持・把持の不足による安定性に関する検査
① 維持に関する検査
　支台装置

② 支持に関する検査
　レスト

　義歯床面積・適合

③ 把持に関する検査
　連結装置または義歯床形態

　把持腕・ガイドプレーン・隣接面板

④ 義歯の設計に関する検査

O 観察記録

① 維持に関する検査
上顎義歯は支台装置の維持腕が1カ所破折しており、さらに1カ所ある維持腕も不適合である。下顎義歯は、I-barによる維持腕が付与されているが不適合である。

② 支持に関する検査
上顎義歯は破折しており、下顎義歯は直接支台装置の遠心部に1カ所付与されているが、上下顎義歯ともに支持は不十分である。

上顎義歯の床面積は適切であるが、下顎義歯の床面積は不足している。上下顎義歯ともに粘膜面との適合は不良である。

③ 把持に関する検査
上顎義歯は、インプラントによる歯冠補綴物にメタルアップで接触している。下顎義歯は片側処理の義歯であり、把持効果が不十分である。

下顎義歯の把持腕は不適合で、把持効果を発揮していない。上下顎義歯ともにガイドプレーンと隣接面板の十分な接触は得られていない。

④ 義歯の設計に関する検査
上顎義歯では、インプラントによる歯冠補綴物が、義歯の支台装置が連結する支台歯として用いられている。下顎義歯は片側処理の義歯である。支持、把持および維持効果は、上下顎義歯ともに不十分である。

A 問題に対する原因／診断

維持と安定および咬合に関する問題

　いわゆるすれ違い咬合の症例であり、上下顎の加圧と受圧条件のアンバランスを考慮しなければならない。旧義歯では、力学的アンバランスへの配慮がなされていないために、義歯不適合による維持や安定不良、下顎偏位および咬合接触不良などの問題が生じていたことが考えられる。

P 問題解決のための治療計画

1．旧義歯の治療計画

① 上顎は旧義歯を用いて、床縁形態、咬合平面およびリップサポートの修正を行い、下顎はスプリントタイプの治療用義歯を製作して、咬合の回復、下顎位の修正および粘膜調整を行う。

② 咬合高径の修正は、前頭面および矢状面的に、4̄| と |6̄ 5̄ 相当部のインプラント補綴の歯冠の高さを参考にするとともに、顔面計測と下顎安静位利用法を併用して決定する。

③ 下顎位の修正は、スプリント治療と同様の効果を期待して、フラットテーブル様とした下顎臼歯人工歯部に上顎人工歯機能咬頭が両側で同時、均等、かつ同数接触するように咬合調整を繰り返し行う。偏心運動時には、両側性平衡咬合を付与する。

2．新義歯の治療計画

① 上顎は、咬合面の一体化を図り、すれ違い咬合の弊害を軽減するために、インプラント補綴の上部構造を除去して、剛性を考慮した金属床義歯（コバルトクロム合金を使用）で対応する。

② 下顎は、リジッドサポートの概念に基づくクラスプ義歯とするために、把持効果および支台歯間線を軸とした抗回転に十分配慮した設計とし、支持および把持効果の強化を図る。

▶▶▶ 治療経過

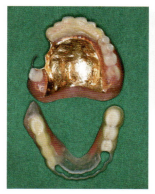

図3　治療用義歯（咬合面）

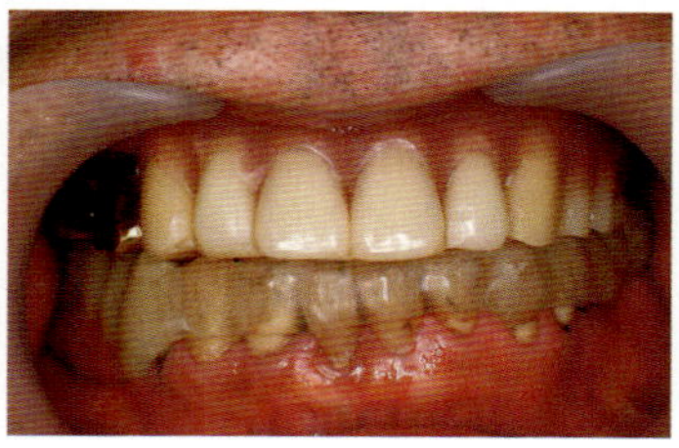

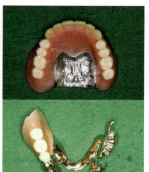

図4　治療用義歯装着時の口腔内写真

図5　新義歯（咬合面観）

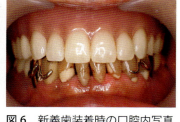

図6　新義歯装着時の口腔内写真

問題解決のための新義歯製作の治療計画と留意点

❶ 前処置と機能評価 → 予後の予測には、問題点の抽出と改善、前処置が重要である。さらに、新義歯製作に移る際には、下顎位、咬合および粘膜状態の改善と主観的および客観的機能評価による機能の改善が図られていなければならない。

❷ 力に対する配慮 → いわゆるすれ違い咬合の症例であり、力学的に咬合の加圧要素と受圧要素のバランスが悪く、下顎位の保持と安定が得られにくい。したがって、力のアンバランスを是正することを考えなければならない。

設計の要点

① 上顎は、前後・左右的な力学的アンバランスを改善するために、インプラント補綴の上部構造を除去し、義歯の強度に配慮した金属床のオーバーデンチャーとした。

② 下顎は、リジッドサポートの概念に基づき、把持および抗回転効果を考えて両側性とし、かつ直接および間接支台装置の設計と形態に配慮した。

ワンポイント

スプリントタイプの治療用義歯について

　保存や外科的前処置と平行して補綴学的前処置を行う必要のある症例では、スプリントタイプの治療用義歯は患者側には新義歯への導入として、また、術者側には治療の効率化（咬合治療においては、経時的に変化する咬合への対応など）のメリットがある。

Chapter 5
7 咬みにくい

S 主訴：入れ歯が咬みにくい。

主観的情報 → ここ数カ月、特に肉や葉物野菜などが噛み切れないと感じるようになった。

患者情報 → 52歳・女性。

欠損： 4＋6 / 7654｜567

歯科的既往歴：8年前、他院にて｜2 3 を抜歯し、すれ違い咬合となる。上顎義歯を増歯修理し、下顎義歯は新製した。

一般的既往歴：30代に薬害による甲状腺機能低下症となり、急に歯が悪くなったと自覚している。

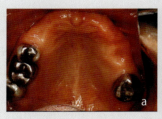
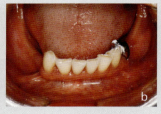
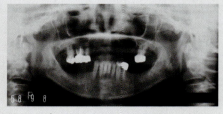

図1 （a）上顎の欠損部顎堤と残存歯、（b）下顎の欠損部顎堤と残存歯　　**図2** パノラマエックス線写真

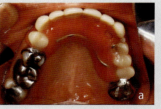
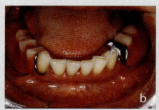
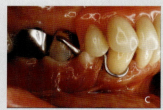

図3 （a）上顎旧義歯の装着状態、（b）下顎旧義歯の装着状態。レジン歯の高度の咬耗が認められる。（c）上下顎旧義歯の装着状態。下顎臼歯レジン歯の著しい咬耗、上顎キャストクラスプの破折、下顎ワイヤークラスプの歯肉への衝突

主観的情報からの補綴的問題点（プロブレム）
1. すれ違い咬合と義歯の不安定の問題。
2. レジン歯の咬耗と咬合高径の低下の問題。
3. 左側の顎の疲れと顎関節症の問題。

E プロブレムに沿った検査項目　　**O** 観察記録

1 義歯の不安定の問題
① すれ違い咬合
- 分類 → 前後すれ違い咬合
- 残存歯 → 骨植は良好、骨吸収中等度
- 顎堤 → 高さ、幅、被圧変位性良好

② 義歯の安定 → 義歯床の沈下、タッピングや側方運動時の動揺が視診、触診で確認できる。

2 咬合高径の低下の問題
① 義歯の設計
- レスト（支持） → 全体的に支持力は不足。屈曲レストやレストを設置していない支台歯がある。
- 義歯床（支持） → 下顎は臼後結節を覆い、頬舌側辺縁も適切に延長されている。上顎口蓋床は、支台歯間線を超えて後方に延長しても支持に寄与しない。

クラスプ（維持、把持）	下顎は屈曲鉤。上顎は鋳造鉤だが鉤腕の破折がみられる。
② レジン歯の咬耗	
人工歯（咀嚼機能、咬合保持）	レジン歯（硬質レジンではない）は、著しい咬耗が認められる。
③ 咬合高径の低下	顔貌所見として、下顔面高の短縮や口唇の赤唇幅の狭小化がみられる。
3　顎関節症の疑い	
① 開口量、開口運動	最大開口量は38mm、左側に偏位し、クリック音を認めるが、疼痛はない。
② 画像検査	左側の関節空隙は、前方が広く後方が狭いため、下顎は後退位にある。

A　問題に対する原因／診断

咬みにくい問題
① レジン歯咬合面の高度の咬耗が直接の原因と考えられる。
② すれ違い咬合による咬合不調和は、クラスプやレストの破折から義歯床の沈下に現れている。機能時の義歯の動揺や、支持力の不足は、咬みにくい要因である。
③ 咬合高径の低下も、咬みにくいことの間接的原因と考えられ、顎関節症状をまねいている原因と考えられる。

P　問題解決のための治療計画

1．咬みにくい問題
① 早期に最低限の処置を行うとすれば、咬耗したレジン歯の咬合面再構成を行う。
② レスト不足や鉤腕の破折に対しては、支持や把持の機能を強化した設計の義歯を新しく製作する。

2．すれ違い咬合対策
① すれ違い咬合には、残存歯と顎堤粘膜に最大限の支持と把持を求める設計がベストであり、術後の咬合高径の低下をできるだけ防止することも考えると、金属歯を使用した金属構造義歯（リテーナー義歯）が望ましい。しかし、経済的負担の問題から、次善の設計を選択することもやむを得ない。
② 本症例の新義歯の設計（図4〜9参照）。

3．顎関節症
① 義歯の沈下や動揺を抑え咬合高径の低下を回復することは、顎関節症に対する治療効果も期待できる。
② 長期的には、定期診察により顎堤の吸収変化と硬質レジン歯の咬耗に適切に対応することが重要である。

▶▶▶ 治療経過

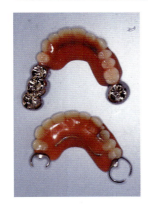

図4　上顎の新旧義歯（上：新義歯）キャップクラスプで最大限の支持と把持を求めた。

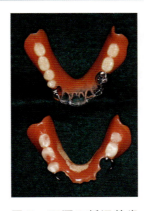

図5　下顎の新旧義歯（上：新義歯）キャップクラスプと切歯に透明レジンの連続切縁レストで最大限の支持と把持を求めた。

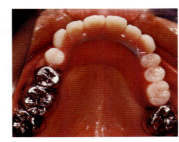

図6　上顎新義歯の装着状態

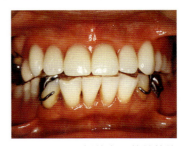

図7　上下顎新義歯の装着状態（咬頭嵌合位：正中部で旧義歯より1.8mm挙上されている）

Chapter 5

8　咬み合わせが悪くなった

> **S　主訴：咬み合わせが悪く、つらい。歯ぐきとアゴが痛くて食事もできない。**

主観的情報　噛む位置がわからず、顎関節部や義歯も痛くて食事が困難。

患者情報　40歳代後半・女性。
　　　　　欠損：7 6 | 4 5 6 7
　　　　　歯科的既往歴：約10年前下顎両側臼歯をう蝕で抜歯し、部分床義歯を装着したが、異物感と疼痛のため未装着となった。昨年、上顎臼歯の治療と再度義歯の新製をしたが、上記症状がある。
　　　　　一般的既往歴：うつ的症状のため、向精神薬を服用している。

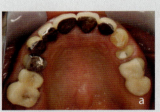
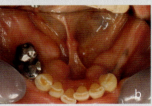
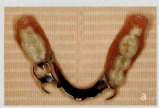
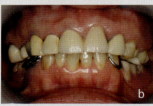
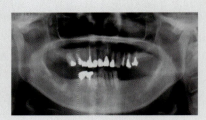

図3　初診時のパノラマエックス線。下顎の右偏位が推測される

図1　初診時口腔内。(a) 上顎は臼歯部治療中。(b) 下顎は前歯の咬耗が強い。

図2　装着していた部分床義歯。義歯床を一部修正してある。(a) 咬合面観、(b) 装着時正面観

主観的情報からの補綴的問題点（プロブレム）

❶ 咬合・顎機能障害の問題。
❷ 義歯設計上の支持・把持の不良による義歯不調の問題。

E プロブレムに沿った検査項目	O 観察記録
1　顎機能・咬合に関する検査	
① 顎顔面の検査	両側顎関節と左側側頭筋、胸鎖乳突筋に圧痛がある。
② パラファンクションの検査	
自覚／他覚	ブラキシズムの自覚がある
骨隆起・咬耗の有無	口蓋隆起と下顎隆起、下顎前歯の咬耗を認める。
③ 咬合状態の検査	咬頭嵌合位が右側前方偏位し、咬合高径の低位、咬合平面の不正、前歯誘導の不良などがみられる。
2　義歯不調に関する検査	
① 支持に関する検査	
レスト	左側犬歯にレストが設置されていない。
義歯床面積・適合	外斜線と臼後結節などの被覆がなく、不適合。
② 把持に関する検査	
ガイドプレーン・隣接面板	設定されていない。
連結装置	リンガルプレートの不適合、強度の不足。
③ 維持に関する検査	
支台装置	維持腕は設定されており、維持力に問題ない。
④ 咬合関係に関する検査	咬合接触点が過少で、接触数は左右非対称。

A 問題に対する原因／診断

1. **咬合・顎機能の問題**
   ① 両側性遊離端欠損で長期間義歯未装着であったため、下顎偏位が認められる。
   ② 新たに義歯が装着されているが、咬合の不安定と機能不良であり、うつ症状、パラファンクションなどが誘因となり、顎機能障害を惹起している。
2. **義歯不調の問題**
   ① 咬合関係（咬合接触・咬合平面・前歯誘導）が不良。
   ② 義歯設計の不備。
   ③ 残存歯の動揺・咬耗を認め、幾つかの構成要素の形態が不適切。

P 問題解決のための治療計画

1. **咬合不安定と顎機能障害の問題**
   ① 中心位で咬合高径を挙上したコンビネーションスプリントを装着し、適切な下顎位を検討する。同時にパラファンクションに対して認知行動療法を行う。
   ② 下顎位が安定した後、咬合平面の改善と前歯誘導を目的として上顎残存歯に必要な処置を行う。
   ③ 夜間治療用義歯を装着する。
2. **義歯不調の問題**
   ① 直接支台歯を連結固定し、適切なレストシート・ガイドプレーンを付与した歯冠修復を行う。
   ② リジッドサポート様式の設計による強靭な義歯を製作する。
   ③ 義歯の適合性と装着感を配慮する。

▶▶▶ 治療経過

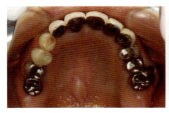
図4　再修復した上顎歯列

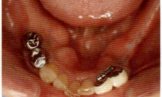
図5　前処置を完了した下顎歯列

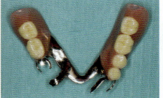
図6　リジッドサポート設計のクラスプ義歯

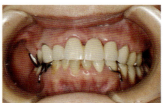
図7　最終補綴完了、装着時

問題解決のための新義歯製作の治療計画と留意点

❶ 下顎位の確立と安定化 → 下顎位の偏位や顎機能障害のある欠損歯列では咬合治療を行う。

❷ パラファンクション症例の欠損補綴 → 咬耗した前歯や咬合関係の不良な臼歯部に修復を行い、残存歯による前歯誘導と咬合支持を回復してリジッドサポート様式の義歯を設計し、支台歯の保護と義歯の構造強化を図る。

設計の要点

① 直接および補助的支台装置を効果的に配置し、支台装置の連結強度と支持性を高め、義歯の機能的動揺の最小化を図った。
② 十分な強度・剛性を配慮して金属床義歯とした。
③ 3̲ のクラスプの選択、床外形やシェードなどに審美性を配慮した。
④ 連結装置の走行や義歯形態に対して、装着感の向上を図った。

ワンポイント

夜間治療用義歯の必要性
ブラキシズム症例や顎機能障害の既往歴のある欠損歯列では、補綴後、バイトスプリント形態の夜間治療用義歯を装着する。

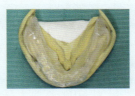
図8　装着した夜間治療用義歯（バイトスプリント形態）。

Chapter 5
9 噛み切れない

S 主訴：咬み合わせが悪くなった。

主観的情報 7年間問題なく義歯で食事ができたが、このところ噛み切れなくなった。

患者情報 68歳・女性。
欠損：￣4 5 6
歯科的既往歴：約7年前に￣4 5 6 が抜歯となり、部分床義歯を装着し、その後、問題なく経過していたためメインテナンスでの受診はなかった。半年ほど前から野菜など繊維性の食品がうまく咬み切れなくなったという。
一般的既往歴：55歳頃、高血圧症と脂質異常症と診断され、食事指導や薬物治療による管理を受けている。

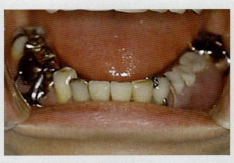

図1　来院時の口腔内写真

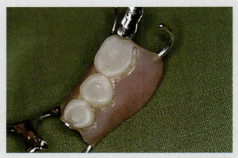

図2　乳鉢状の咬耗が認められる人工歯咬合面

主観的情報からの補綴的問題点（プロブレム）
① 約7年前に製作した義歯で繊維性の食品が咬みきれないことから咬合に関する問題。

E プロブレムに沿った検査項目	O 観察記録
1　咬合関係の検査 咬合検査	人工歯の咬合面は乳鉢状に咬耗し、解剖学的形態がみられない。また、咬合接触点がない。使用された人工歯はレジン歯と思われた。
2　その他 ① フレームワークの状態、特にレストの適合 ② 離脱に対する抵抗 ③ 適合検査 ④ 義歯の動揺	① フレームワークに破損はなく、レストの適合は良好である。 ② 義歯を着脱方向にまっすぐ牽引した際の維持力は十分である。 ③ 義歯床粘膜面と義歯床下粘膜の適合は不良となっている。また、義歯床には変色や劣化が認められる。 ④ 義歯の動揺は認めない。

A 問題に対する原因／診断

人工歯の咬耗による咀嚼不全
欠損部顎堤の吸収による義歯床の適合不良と義歯床の劣化。

P 問題解決のための治療計画

人工歯の咬耗による咀嚼不全
使用中の部分床義歯のフレームワークを用いて部分床義歯の再構成を行う。

手順：
①義歯を装着した状態で咬合採得
②義歯床を用いた欠損部顎堤の印象採得
③ピックアップ印象
④作業模型を製作
⑤咬合器に装着
⑥義歯床と人工歯を削除する（フレームワークはそのまま利用する）
⑦ろう堤を形成し人工歯排列を行う。
⑧人工歯の咬合面側1/3を削除し、金属咬合面製作のためのワックスアップを行う。
⑨鋳造した金属咬合面を接着性セメントで人工歯に装着し、咬合器上で咬合調整を行う。
⑩通法に従い流ろう、レジン填入、重合し、義歯を完成する。
⑪完成義歯を口腔内に試適し、義歯床粘膜面の適合調整と金属咬合面の咬合調整を十分に行い装着する。

▶▶▶ 治療経過

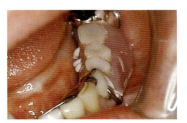

図3　義歯床を利用した印象採得

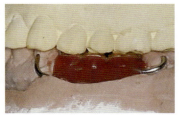

図4　咬合器に装着し人工歯排列と金属咬合面の製作

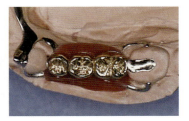

図5　作業模型上で金属咬合面を製作したろう義歯の咬合面観

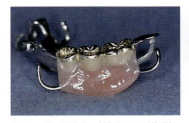

図6　完成義歯（義歯の再構成）

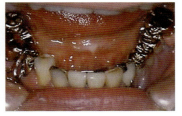

図7　完成義歯の口腔内装着

問題解決のための新義歯製作の治療計画と留意点

❶ 噛み切れない → 噛み切れないという主訴に対しては、どのような状況で問題が起こるかの注意深い医療面接が必要である。本症例のようにシンプルな咬合接触の問題（人工歯の咬耗）のほかに、部分床義歯の支持、把持、維持機構の問題に起因した義歯の動揺がかかわっている場合があり、これらすべての診察項目を考慮する必要がある。

設計の要点

ワンピースキャストパーシャルデンチャーの最大の利点は、破損や支台歯の喪失がない限りフレーム構造を比較的長く使用できることである。本症例のように人工歯の咬耗と義歯床の劣化に対して、再製作することなく耐摩耗性に優れ、咀嚼能率が高い金属咬合面を製作することで主訴の改善ができた。

ワンポイント

遊離端義歯の回転沈下

　特に下顎遊離端義歯では生理的あるいは病的な顎堤吸収により義歯の回転沈下が生じやすい。人工歯の咬耗がみられなくても同様な訴えで患者が受診することがある。部分床義歯装着後に起こる問題に対しては、常に機能時の義歯の挙動と義歯床粘膜面と義歯床下粘膜の適合を診察することが重要である。

Chapter 5
10 しゃべりにくい

S　主訴：前歯がぐらぐらで痛くて噛めない。

主観的情報　義歯装着直後からしゃべりにくくて、なかなか慣れない。

患者情報　69歳・女性。

欠損： 4┼4　7 / 7 6 5 ┼ 5 6 7

歯科的既往歴：約20年前に製作した上顎前歯連結冠がぐらついて噛めないという主訴で来院。上顎前歯連結冠と左上第一小臼歯は動揺も大きく排膿もあるため保存困難であることを説明し、当該部位を抜歯して即時義歯を製作した。義歯自体には1週間ほどで慣れたが、3週間程度経過してもまだしゃべりにくいという。

一般的既往歴：糖尿病の既往があり、服薬中。その他、特記すべき異常なし。

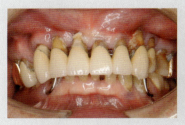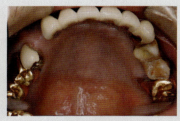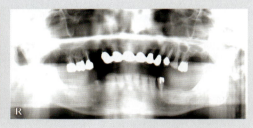

図1　抜歯前の口腔内写真とパノラマエックス線写真

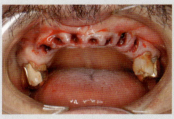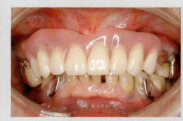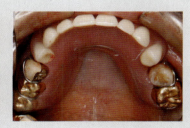

図2　抜歯直後の口腔内と即時義歯の装着

主観的情報からの補綴的問題点（プロブレム）
1. 喋りにくさが改善されない**発語の問題**。
2. 発語に影響を及ぼす**義歯形態の問題**。
3. 発語に影響を及ぼす**咬合接触関係の問題**。

E プロブレムに沿った検査項目	O 観察記録
1　発語の検査	
① 発語明瞭度検査	① 「ヒ」、「サ」、「シ」が不明瞭、特に「シ」の発音がしにくい。
② パラトグラム検査	② 「シ」のパラトグラムで口蓋側方の接触面積が広く、正中前方も接触している。
2　義歯形態の検査	
① 義歯の設計	① レストがなく支持に劣るが、レジンアップの把持効果で義歯は安定している。
② 義歯床の適合	② 抜歯2週間後に適合修正しており、義歯の動揺はほとんどない。
③ 義歯床の厚さ	③ 補強線が馬蹄形に入っているため、口蓋側前方研磨面の義歯床は厚い。
3　咬合関係の検査	
① 前歯の被蓋と接触	① 被蓋関係に大きな変化はないが前歯の接触がない。
② 咬合高径	② 咬合高径は抜歯前と変わらない。
③ 咬合接触関係	③ すれ違い咬合であり、義歯の動揺が懸念される。

A 問題に対する原因／診断

1. **発語の問題**
   ① 「サ」「シ」「ヒ」が発語困難で、「カ」「キ」に発語障害はないことから、
   ② 舌の側方と前方の過剰な接触があり、口蓋後方の舌の接触に問題はないと考えられる。

2. **義歯形態の問題**
   補強線の位置が不適当で、義歯床が厚くなり過ぎていると考えられる。

3. **咬合関係の問題**
   前歯の接触がなく息漏れしてしまうために発語障害が起こっていると考えられる。

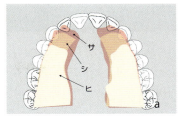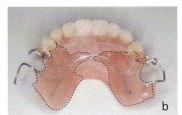

図3 「サ」「シ」「ヒ」の典型的なパラトグラムと即時義歯で「シ」を発語した時のパラトグラム（点線）（山本健佑：義歯と発音，口腔保健協会，東京，1997より引用改変）。

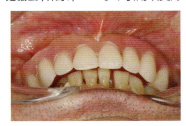

図4 上顎義歯前歯部の接触関係

P 問題解決のための治療計画

1. **義歯研磨面形態の修正**
   ① 第一大臼歯歯頸部から犬歯相当部にかけての義歯床研磨面の厚さを薄くする。
   ② 正中の補強線が入っている部分の義歯床研磨面の厚さを薄くする。
   ③ 上顎前歯歯頸部形態を修正し、下顎前歯をわずかに接触させる。

2. **新義歯製作のための要点**
   ① 義歯を安定させるために残存歯すべてに支持と把持を求める設計とする。
   ② 強度と厚さに配慮すると金属床義歯が適当である。

▶▶▶ 治療経過

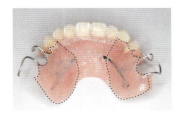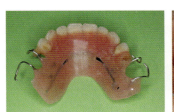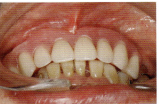

図5 前方と側方の厚さを修正した後の義歯と「シ」の発語時のパラトグラム

図6 前方形態修正後の義歯と咬合接触関係

図7 最終義歯の設計

問題解決のための新義歯製作の治療計画と留意点

❶ 治療用義歯からの情報 → レジン床は厚くなりやすく、違和感や発語障害を起こしやすいが、通常は1〜2週間で改善される。3週間経っても変化ない場合は、義歯床口蓋側の研磨面形態や人工歯の被蓋関係、前歯の接触関係、S状隆起の形態などを修正して経過をみる。

❷ 新義歯製作過程での留意点 → 治療用義歯での修正点に配慮すれば、金属床義歯であれば再び発語障害が起こることはほとんどない。ただし、連結子の位置や大きさに留意する。

設計の要点

義歯の動きを可能な限り小さくするため、最終義歯は残存歯すべてを支台装置とし、確実な支持と把持および剛性を確保する。即時義歯での発語障害部位を評価したうえで、口蓋側方および前方部の義歯床の厚さに注意して金属床の設計とする。

ワンポイント

発語明瞭度検査

「サ」「シ」「ヒ」「ヤ」「タ」「ナ」「カ」「キ」「ラ」を3語ずつランダムに並べた検査表を用いて、発語困難度、誤聴を評価する。

Chapter 5
11　頬や舌を咬む

S　主訴：頬を咬む。

主観的情報　新義歯を装着したところ、頬を咬むようになった。

患者情報　78歳・女性。

欠損： 7 6 5 ￤ 1 ￤ 1 2　　6 7
　　　 7 6 5 ￤ 　￤ 　　4 5 6 7

歯科的既往歴：新義歯はテレスコープ義歯とし、人工歯排列は基本的な正常排列としたが、患者からは頬を咬むとの訴えがあった（図1）。

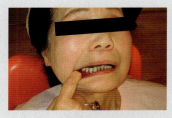

図1　新義歯作時の人工歯排列では、頬を咬むとの訴えがあった。

主観的情報からの補綴的問題点（プロブレム）

上下顎欠損部顎堤の大きさに問題を抱え、下顎歯列弓後部は大きく、一方、上顎歯列弓後部では下顎に比べ小さく、上下顎欠損部顎堤の頬舌的対向関係が不良であった（図2）。

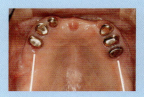 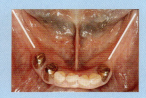

図2　上下顎の欠損部顎堤の大きさに問題を抱え、頬舌的対向関係が不良であった。

E　プロブレムに沿った検査項目

1　顎堤および排列に関する検査
① 欠損部顎堤の対向関係
② 人工歯排列

2　咬合に関する検査
① 正常排列か交叉咬合排列か

O　観察記録

① 上下臼歯部顎堤の大きさの不調和
② 臼歯人工歯排列の頬舌的不良

① 側方ガイドの前歯部と臼歯部の調和のために、できるだけ正常排列にする。

A　問題に対する原因／診断

排列および咬合の問題

上下顎臼歯部顎堤の対向関係は頬舌的に不良であり、それによって、人工歯の頬側面の被蓋が不足している（図3）。交叉咬合は避け、排列位置の修正と人工歯の形態修正によって、上下顎臼歯の頬舌的な被蓋の修正を行う。

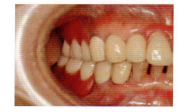

図3　人工歯の頬側面の被蓋が不足していた。

P　問題解決のための治療計画

排列および咬合の問題

新義歯排列においては、上下顎の臼歯が頬舌的に半咬頭分のズレを確保する排列とし、図4に示すような人工歯の削合、調整を行うことで良好な機能回復を行うことができた（図5）。

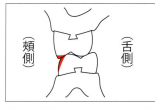 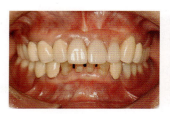 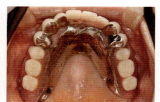 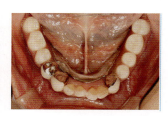

図4　頬を咬むことへの咬合調整。赤色の部分の削合・調整を行う。

図5　最終補綴完成時の状態。より良い咬合および被蓋関係の義歯により、良好な機能回復を達成できた。

S 主訴：舌を咬む。

主観的情報　咬合が低い気がして舌を咬むことがある。

患者情報　84歳・女性。

欠損：$\dfrac{7\ \ \mid\ \ 7}{7\,6\ \mid\ 5\,6\,7}$

歯科的既往歴：患者が使用していた旧義歯は低位咬合を意識し、舌を咬むことがあるとの訴えがあった（図6）。

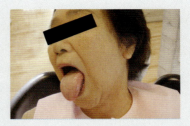

図6　使用していた義歯には、舌を咬むことの訴えがあった。

主観的情報からの補綴的問題点（プロブレム）

旧義歯では、咬合高径がやや低下した状況が認められた。上下顎欠損部顎堤の大きさの問題は少なかったが、義歯人工歯はやや摩耗した状態であった（図7）。

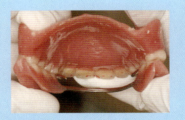

図7　義歯は、咬合高径が低下した状況が認められ、人工歯は摩耗した状況にあった。

E プロブレムに沿った検査項目 / O 観察記録

プロブレムに沿った検査項目	観察記録
1　顎堤および排列に関する検査 ① 上下顎欠損部顎堤の対向関係 ② 人工歯に関する事項	① さほど問題は認められなかった。 ② 排列などの不備は認められなかったが、咬合面の摩耗が認められた。
2　咬合に関する検査 ① 咬合高径に関する事項	① やや低下した状況が認められ、舌を咬合面間に挟みやすいと考えられた。

A 問題に対する原因／診断

排列および咬合の問題
① 人工歯の形態修正によって、上下臼歯の頬舌的な被蓋の修正を行う。
② 臼歯人工歯咬合面に即時重合レジンを盛り、咬合平面を高くして、舌が咬合面間に挟まれにくい状況をつくる。

P 問題解決のための治療計画

排列および咬合の問題
　まずは旧義歯下顎人工歯咬合面に即時重合レジンを盛り、咬合平面を高くするとともに上顎臼歯舌側面を削除し、頬舌的に半咬頭分のズレを与え、被蓋を確保した（図8a）。咬頭の被蓋も少ない状況に対しては、上顎の舌側咬頭外斜面を調整した（図8b）。その結果、義歯の機能は改善され、義歯の不備に対する訴えは解消された。

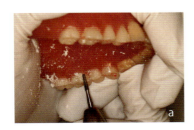 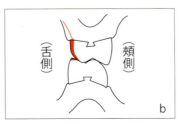

図8　(a) 上顎臼歯舌側面を削除し、頬舌的に半咬頭分のズレを与え、被蓋を確保した。(b) 舌を咬むことへの咬合調整。上顎臼歯舌側面の削除に加え、上顎の舌側咬頭外斜面を調整。

Chapter 5
12 見た目が悪い（クラスプの金属色）

S 主訴：金属のバネが気になる。

主観的情報 金属のクラスプが気になり、大きく笑うことができなかった。

患者情報 68歳・男性。
欠損：7—5｜4 5 7
歯科的既往歴：現在の義歯は約5年前に製作したが、装着したときから金属クラスプが気になっていたという。約2週間前に右側支台装置が破折し、脱離しやすくなった。また、義歯床連結子の破折を繰り返していたことから、患者は長期間使用できる義歯を希望していた。
一般的既往歴：高血圧症、脂質異常症と診断されたが、特に加療はしていない。

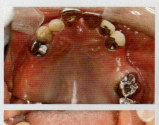
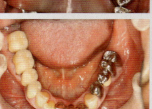
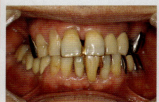
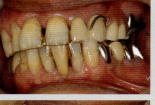
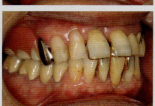
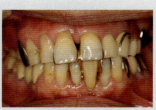
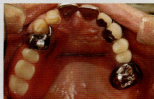

図1　初診時の口腔内写真　　　　　　　　図2　義歯装着時の口腔内

主観的情報からの補綴的問題点（プロブレム）
❶ 前歯部支台装置による**審美性の問題**。
❷ 義歯の**耐久性の問題**。

E プロブレムに沿った検査項目　　　O 観察記録

1　審美性に関する検査 ① 支台装置に関する検査 　クラスプの走行 　患者の希望	① 支台装置に関する検査 　走行位置は適当であるが金属色により審美性を阻害している。 　前歯部のクラスプのみが気になっていると考えられる。
2　義歯の耐久性に関する検査 ① 支台装置に関する検査 　支持 　把持 　維持 ② その他構成要素に関する検査 　人工歯 　義歯床	① 支台装置に関する検査 　レストは適切に設置されており、支持は十分である。 　│3 の舌側に把持腕（拮抗腕）が設置されていない。 　右側の維持腕が破折しており、維持力が不足している。 ② その他の構成要素に関する検査 　レジン歯が使用されており、咬耗を認める。 　補強線は使用されているものの、義歯床の強度が不足している。

A 問題に対する原因／診断

1. **支台装置による審美性の問題**
   ①前歯部にメタルクラスプが設置されており、審美性を阻害している。
   ②患者の訴えは前歯部の審美障害であり、臼歯部のクラスプは問題ない。
2. **義歯の耐久性の問題**
   ①嘔吐反射を有することから、義歯床の面積が小さい。
   ②レジン床義歯では強度不足と考えられる。

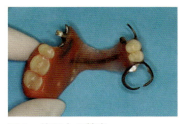

図3　使用中の義歯

P 問題解決のための治療計画

1. **支台装置による審美性の問題**
   前歯部および小臼歯の支台装置には審美性を考慮し、熱可塑性樹脂を使用したレジンクラスプを付与する。レジンクラスプの走行位置を確認するため、フレームワーク試適時にパターンレジンによってレジンクラスプの形態を再現し、口腔内で確認する。
2. **義歯の耐久性の問題**
   ① 嘔吐反射を誘発しないように大連結子は馬蹄形とする。
   ② 義歯はコバルトクロム合金を用いた金属構造義歯とし、剛性および支持・把持を向上させる。

▶▶▶ 治療経過

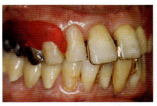 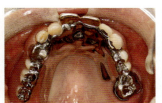 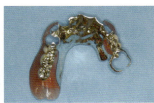

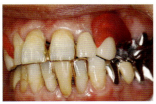 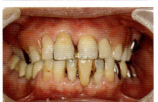

図4　フレームワークの試適（パターンレジンによるレジンクラスプ形態の確認）　図5　完成義歯と装着時の口腔内

設計の要点

① 前歯部・小臼歯部には熱可塑性樹脂を用いたレジンクラスプを使用し、審美性の問題を解決した。審美に影響しない|6 の支台装置はメタルクラスプとした。
② 嘔吐反射を誘発しないように連結子を馬蹄形にするとともに、大連結子と残存歯への連続接触、レストの付与により支持と把持の向上を図った。
③ 人工歯の咬耗による咬合高径の低下防止のため、金属歯を使用した。

問題解決のための新義歯製作の治療計画と留意点

❶ 設計 → 支台歯や顎骨の状態など口腔内の現状を維持したまま、審美性を確保するにはレジンクラスプの応用は有効である。

❷ レジンクラスプの予後とその対応 → レジンクラスプは辺縁歯肉を覆う形状であることから、十分なプラークコントロールを指導する必要がある。
義歯の着脱によりレジンクラスプも維持力の減衰を認める。ドライヤーや熱湯でレジンクラスプのみを熱した後、手指にて圧迫したまま冷水に浸漬することや、内面に軟質リライン材を貼付することにより、一時的な維持力の回復を得ることができる。また、本症例の製作方法であれば、レジンクラスプのみを再製作し、修理することも可能である。

ワンポイント
熱可塑性樹脂（ポリアミド系）と常温重合レジンの接着方法

レジンクラスプにポリアミド系樹脂を選択する場合は、常温重合レジンとの化学的接着性がないため、接着処理を行う必要がある。レジンクラスプ脚部にアルミナサンドブラスト処理を行った後、4META-MMA/TBBレジン（スーパーボンド®、サンメディカル）を接着材として塗布する。その後、常温重合レジンと接着させることにより、接着強さの向上が得られる。また、レジンクラスプの脚部は10mm以上とし、クリアランスが確保できる場合はフレームワークと重ねるように製作する。

Chapter 5
13 見た目が悪い（咬合平面）

S 主訴：入れ歯の見た目が悪い。

主観的情報 義歯の歯並びが斜めになり見た目が悪い。

患者情報 67歳・女性。

欠損： 7 6 5 4 3 2 1 | 1 　　　　 7
　　　　　　　　　　　 4 5 6 7　 ⌊5 コーピング

歯科的既往歴：約5年前に上顎に樹脂製リテーナー義歯を装着した。下顎は義歯を装着していない。2年程前から歯並びが徐々に斜めになってきた。1年前に義歯のリラインが施されている。

一般的既往歴：2年前より骨粗鬆症によりビスホスホネート製剤を服薬している。

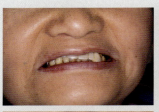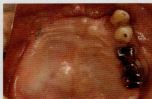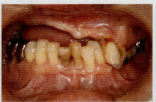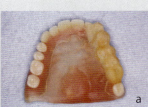
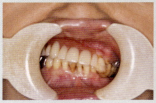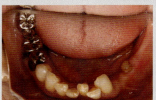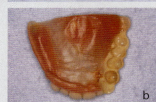

図1　初診時の口腔内写真

図2　樹脂リテーナー　義歯（a：咬合面観、b：粘膜面観）

主観的情報からの補綴的問題点（プロブレム）
1. 樹脂製リテーナー義歯の<u>理工学的問題</u>。
2. 上下顎残存歯による咬合保持のない<u>すれ違い咬合の問題</u>。

E プロブレムに沿った検査項目 / O 観察記録

検査項目	観察記録
1 樹脂性リテーナー義歯に関する検査	
① 維持・支持・把持に関する検査	残存歯と口蓋すべてを被覆し、歯根膜および粘膜の支持・把持・維持を最大限に活用している。しかし、不適切なリラインにより残存歯部が浮き上がり、不適合である。
② 義歯の強度に関する検査	義歯材料がPETを用いた樹脂のため、樹脂の摩耗により維持・把持力は低下し、義歯の回転沈下により咬合平面が乱れている。
2 すれ違い咬合に関する検査	
① 残存歯	上顎残存歯は対合歯が欠損しているため挺出、⌊2 は下顎犬歯の突き上げにより唇側傾斜して動揺が認められる。
② 欠損部顎堤	上顎欠損部顎堤は高度に吸収している。
③ 咬頭嵌合位	残存歯による咬合保持は失われ、下顎前歯が上顎顎堤と咬合している。
④ 咬合高径	義歯により咬合挙上行われているが、顔貌の短縮が認められる。

A 問題に対する原因／診断

1．樹脂製リテーナー義歯の問題
義歯材料がPET（ポリエチレンテレフタレート）のため、義歯としての剛性が低く、さらに耐久性も劣るため、診断用義歯などの暫間義歯には有用であるが、長期間にわたる機能の維持は困難である。

2．すれ違い咬合の問題
経年変化により、顎堤の吸収や咬合の不均衡により咬合平面が斜めになることは避けられない。

P 問題解決のための治療計画

1．樹脂製リテーナー義歯の問題
強度に優れ、剛性が高い金属床が望ましいが、アクリルレジンの場合は補強線により強度、剛性をもたせる。

2．すれ違い咬合の問題
左右のすれ違い咬合の場合、咬合採得時に咬合床の回転沈下により変位しやすく、適切な咬合採得を行いにくい。そのため、上下顎同時に義歯を製作するのではなく、まず、欠損部の小さい下顎に義歯を装着し、左側で咬合を保持する。

▶▶▶ 治療経過

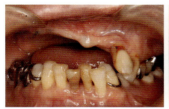
図3　先に装着した下顎レジン床義歯

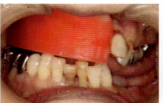
図4　咬合床の試適　顎堤、残存歯を参考にすると傾斜しやすい

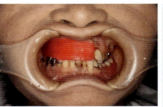
図5　咬合採得終了時

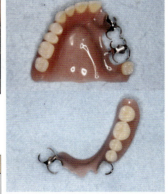
図9　完成したレジン床義歯

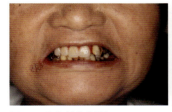
図6　ろう義歯試適

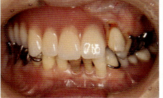
図7　義歯装着時

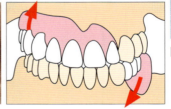
図8　左右すれ違い咬合の前頭面回転

問題解決のための新義歯製作の治療計画と留意点

- **❶ 支台装置** → 残存歯をそのまま支台歯として用いる場合は、義歯の回転（回転沈下、回転離脱）に抵抗するため、頬舌的に強固な把持力が必要で、キャップクラスプの適応である。
- **❷ 義歯床** → 下顎残存歯による突き上げを受け止めるために、口蓋を広く被覆し、最大限に粘膜支持を求める。
- **❸ オーバーデンチャー** → 左右すれ違い咬合の場合、相互回転変位を阻止し、粘膜支持を最大限に活用するために、オーバーデンチャーが最後の解決策である。条件を満たせばインプラントデンチャーも有効である。

設計の要点
支台装置は反対側の義歯床の回転離脱を防ぐために、舌側のアンダーカットも利用する。また、すべての残存歯を支台歯とし強力な維持を得る。義歯床は口蓋をすべて被覆し、最大限の粘膜支持を求める。

ワンポイント
すれ違い咬合のリライン方法は？
欠損部顎堤が吸収し義歯が回転するので、リライン時は支台装置（特にレスト）が支台歯に適合することを確認し、手指圧で支台装置を適合させた状態でリラインを行う。

Chapter 5
14　前歯部人工歯排列の不調和

S　主訴：前歯の見た目が悪い。

主観的情報　新義歯を製作中だが、歯並びに自然観がない。

患者情報　72歳・女性。
欠損：2 1 | 2
歯科的既往歴：3年前に歯根破折により抜歯。その後、応急処置的に義歯を製作してもらった。装着当初より審美性に不満があり、抜歯窩の治癒に伴い新義歯の製作を希望している。新義歯製作にあたり排列試適を行ったが、審美的満足が得られない。
一般的既往歴：高血圧により服薬中であるが、コントロールも良好で歯科治療に支障はない。

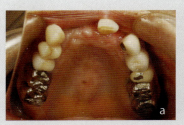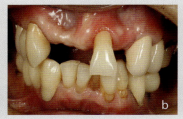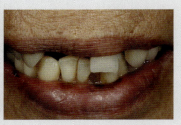

図1　口腔内写真　(a) 咬合面観、(b) 正面観　　　　図2　スマイルラインの記録

主観的情報からの補綴的問題点（プロブレム）
❶ 正中の残存歯の形態と一般的人工歯との<u>形態差異の問題</u>。
❷ 個性的な残存歯との<u>色調差異の問題</u>。

E　プロブレムに沿った検査項目 / O　観察記録

1　形態に関する検査

① 審美性エリアに関する検査
　スマイルライン → ① 審美性エリアに関する検査
　スマイル時のリップラインはミドル〜ローリップライン。中切歯中央から歯根側の審美性は装着時に大きく影響しない。

② ホワイトエステティックに関する検査
　外形 → ② ホワイトエステティックに関する検査
　切縁部の幅径に対して、歯根に向かい著しく細くなっている。
　切縁 → 咬耗により隅角が鋭利。
　テクスチャー → 平坦であり、特徴的な表面性状はない。

③ ピンクエステティックに関する検査
　歯頸線 → ③ ピンクエステティックに関する検査
　|1 歯肉ラインは高く、歯頸線が露出している。
　歯肉頂 → |1 歯肉退縮しているため歯肉頂は歯根中央部に位置している。
　欠損部顎堤の豊隆 → 著しい吸収を呈している。顎堤のアンダーカットも存在している。

2　色調に関する検査
　残存歯の色調 → 残存歯は切縁中央に軽度のインサイザルハロー。グラデーションは軽度だが、やや白帯をもつ。切縁付近はラインアングルに沿ってトランスルーセントを有する。

A 問題に対する原因／診断

1．形態の問題
① 既製人工歯に類似したモールドはなく、既製人工歯をそのまま排列しても調和は得られない。
② 歯頸部付近は残存歯の歯肉退縮により、調和を図るのが困難だが、リップラインで隠れるので、問題にならない。
③ 欠損部顎堤の著しい吸収とアンダーカットがある。

2．色調の問題
基本シェードは既製人工歯で近似したものがある。切縁側の透明感を再現する必要がある。

P 問題解決のための治療計画

1．形態の問題
① 既製人工歯から形態の近いものを選択し、形態修正をする。三次元的に適切な修正を行うには目標サイズより1つ大きいサイズを選択する。
② 人工歯歯頸部付近は歯肉でスマイル時も口唇に隠れるため、積極的にはカスタマイズしないが、歯肉形成により顎堤の豊隆を再現する。
③ 修正した形態はろう義歯試適時に確認する。

2．色調の問題
残存歯の最も明度の高い部分の色調を参考に既製人工歯を選択し、ラインアングル部やインサイザルハローをステイニングで再現する。

▶▶▶ 治療経過

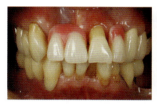
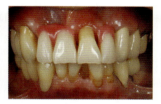
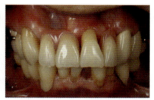
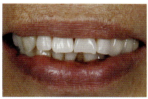
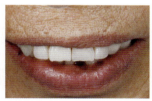
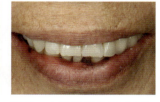

図3 既製人工歯そのままに排列したろう義歯。残存歯との調和が得られていない。

図4 形態修正した人工歯を排列したろう義歯。切縁や隅角部の透明感が表現できていない。

図5 人工歯にステイニングし、装着した完成義歯。良好な審美性を獲得できた。

設計の要点

前歯部欠損だが、欠損の隣接歯はガイドプレーンとレストのみとし、スマイル時に影響しない後方歯にクラスプを走行させる。
中間欠損部の把持により、義歯の安定を得る。

問題解決のための新義歯製作の治療計画と留意点

❶ 審美ゾーン → 審美性に影響するゾーンを明確にするため、スマイル時の写真を記録する。支台装置の走行決定にも有効。

❷ 人工歯の形態 → 基本的には削ってカスタマイズするので最終外形（目標とする残存歯の形態）よりわずかに大きい人工歯を選択する。

❸ 人工歯の色調 → 残存歯に最も近似した色調を選択するが、明度の高い部分を参考に色調を選択するほうが、その後のステイニングによる調整は容易。

ワンポイント

排列スペースの不調和にどう対応するか？

人工歯サイズが合わない場合、ラッピングさせることで立体感を出し、自然感を創出する。

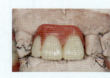
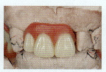

図6 2̲は細く削り排列されており、自然感に乏しい。

図7 ラッピングさせた排列は奥行きを感じさせる。

Chapter 5
15 気持ちが悪い

S 主訴：舌が痛い。ざらざらする。

主観的情報 上顎の義歯を装着後、舌の違和感と痛み、口蓋の違和感を感じる。口の中が狭い。話しにくい。

患者情報 64歳・女性。

欠損：

	2 1	6 7
7 6 5		6

歯科的既往歴：1カ月前に近医にて前歯を抜歯後、上顎義歯を装着したが、直後より舌の違和感と痛み、口蓋粘膜の違和感、義歯の異物感と口腔内狭小感、話しにくさを自覚。

一般的既往歴：特記事項なし。

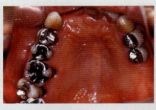
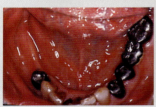
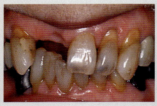

図1 初診時口腔内写真（義歯非装着時）

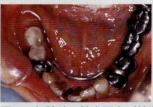
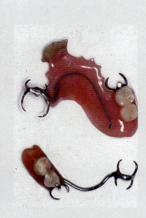

図2 初診時口腔内写真（義歯装着時）と義歯

主観的情報からの補綴的問題点（プロブレム）
❶ 義歯床の形態と床縁の位置の不正による舌の痛み・違和感、口腔内狭小感および口蓋粘膜の違和感。
❷ 義歯の支持・把持が不十分なことによる義歯の異物感。

E プロブレムに沿った検査項目

1 義歯床縁の位置と形態に関する検査
① 義歯床縁の位置と適合性
② 義歯床の形態

2 義歯設計に関する検査
① 支台装置に関する検査
② 連結装置に関する検査
③ 義歯床に関する検査

O 観察記録

① 義歯床縁の位置と適合性
義歯床縁は上顎前歯と小臼歯に対しレジンアップで接しているが、舌側歯面との間に空隙があり不適合。

② 義歯床の形態
形態は歯面と移行的になっている部分もあるが、段差がついている部位もある。

① 前歯にレストの配置がなく、支台装置は2カ所のみのため、支持および把持が不十分。
② 大連結装置がなく、補強線のみの設計
③ 口蓋前方を被覆し、床が厚い

A 問題に対する原因／診断

1．舌の違和感と痛みの問題
上顎義歯のレジンアップの床縁の位置が最大膨隆部に設置されておらず、歯面から離れ、形態と適合性が不適切なため、舌が上顎前歯部に触れた際に違和感や痛みが生じる。

2．口蓋粘膜の違和感、異物感と口腔内狭小感の問題
義歯床が口蓋前方を被覆し、レジン床も厚いため異物感が生じ、口腔内も狭くなり、発語にも問題が起こる。さらに、支台装置が2カ所にのみであることから義歯が動きやすく、違和感が強まる。

P 問題解決のための治療計画

1．舌の違和感と痛みの問題
前歯欠損をブリッジで補綴し、舌感を改善するとともに、口蓋前方を開放し、違和感を軽減する。

2．口腔内違和感（異物感と口腔内狭小感）
① パラタルストラップを口蓋中央部に配置し、レジン床に比較し、面積と厚みを減少させ、異物感の軽快を図る。
② 上顎義歯の支台装置数を増やして支台歯間線を多角形とする。大きなレストシート、舌側の板状アーム、ガイドプレーン、サブガイドプレーンを設置し、支持と把持を強化し、連結強度を高めて義歯の動きを最小限に留める設計をする。
③ 下顎についてもリジッドサポートの概念に基づき連結強度の高い義歯を設計することにより、義歯の動揺を最小限に留め、違和感を軽減する。

▶▶▶ 治療経過

① 前歯部プロビジョナルブリッジ装着と義歯形態修正（前歯部削除し、義歯床縁の位置を修正し、口蓋前方を開放）。舌の違和感と痛みは消失。
② ③②①｜① 歯部硬質レジン前装ブリッジ、７６５４｜４５ 歯冠補綴ならびに上顎義歯装着により、義歯に対する異物感と口腔内狭小感は軽減、発語機能も回復。
③ ｜⑤６⑦ ブリッジ、４｜４ 歯冠補綴ならびに下顎義歯装着により、咀嚼機能が回復。

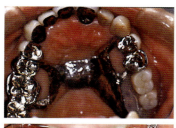
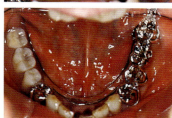
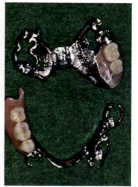

図3 補綴終了後の口腔内写真（義歯装着時）と義歯

設計の要点
① 大連結子（パラタルストラップ）の設置
口蓋中央に配置し口蓋前方を開放する。
② ガイドプレーン、サブガイドプレーンの多用
舌側板状アームとともに把持を強化して義歯の動きを抑制。

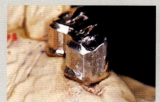
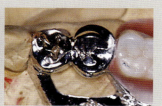

図4 ガイドプレーンとプロキシマルプレート

問題解決のための新義歯製作の治療計画と留意点

❶ 義歯の形態の単純化（コンパクトな義歯の形態） → プロビジョナルレストレーションや義歯の修正により症状の軽減を確認した後に前歯をブリッジで補綴し、義歯の形態を単純化。

❷ 義歯床の設置部位 → 違和感の生じやすい口蓋前方部を開放するためパラタルストラップを設計。

❸ 義歯の動きを最小限にする設計 → 支台歯間線の多角形化、支持と把持を強化した設計で、義歯の動きを最小限とすることで違和感、異物感に対応。前処置としての歯冠補綴が重要。

ワンポイント

大連結子の走向
口蓋前方部は感覚閾値が低いので、義歯床や大連結子の設置は避けることが望ましい。

15 気持ちが悪い

Chapter 5
16 バネが折れた

S 主訴：金具が折れた。

主観的情報 金具が折れた、修理して欲しい。

患者情報 67歳・女性。
欠損：7 6 | 5 6 7
歯科的既往歴：現在使用中の義歯は約8年前に装着（コバルトクロム床義歯）。装着後、半年に一度のメインテナンスを継続。良好に経過していたが、数日前から食事中の義歯の動揺を自覚。義歯清掃時に維持装置の破損に気づいた。
一般的既往歴：高血圧の指摘を受けているが、経過観察中。

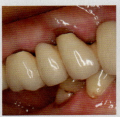
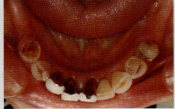

図1　口腔内写真

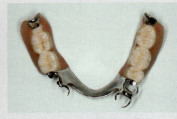

図2　装着中の金属床義歯

主観的情報からの補綴的問題点（プロブレム）
❶ 鉤腕の破折を原因とする<u>維持不良の問題</u>。
❷ クラスプ修理にあたっての<u>修理方法の問題</u>。

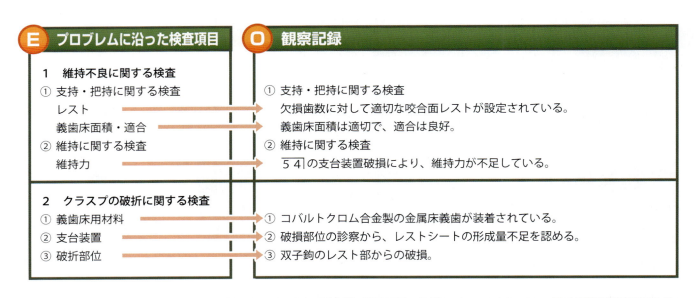

E プロブレムに沿った検査項目	O 観察記録
1　維持不良に関する検査 ① 支持・把持に関する検査 　レスト 　義歯床面積・適合 ② 維持に関する検査 　維持力	① 支持・把持に関する検査 　欠損歯数に対して適切な咬合面レストが設定されている。 　義歯床面積は適切で、適合は良好。 ② 維持に関する検査 　5 4|の支台装置破損により、維持力が不足している。
2　クラスプの破折に関する検査 ① 義歯床用材料 ② 支台装置 ③ 破折部位	① コバルトクロム合金製の金属床義歯が装着されている。 ② 破損部位の診察から、レストシートの形成量不足を認める。 ③ 双子鉤のレスト部からの破損。

A 問題に対する原因／診断

1．維持不良の問題
　5 4|に設定された双子鉤の破損による維持の不足が考えられる。

2．クラスプの破折の問題
　① レストシートの形成量が不足しており、破折の原因の一つと考えられる。
　② 破折片は紛失しており、破折面は辺縁が鋭利となっている。

問題解決のための治療計画

1．維持不良の問題
① 欠損部からクラスプを設計し、鉤脚を床の中に埋め込む方法もあるが、双子鉤を再度設計するほうが維持力の回復につながると思われる。材料学的にはコバルトクロム合金はレーザー溶接が容易な金属ではないが、双子鉤を同じ材料で製作し、レーザー溶接修理を行う。
② レストシートを再形成し、適切な厚みを確保する。形成量の確保が難しい場合には、対合歯の削合調整を行う。
③ 患者のQOLを考慮し、即日修理にて対応する。

2．溶接精度の問題
① 破折面を調整し、間隙0mmとなるようにコバルトクロム合金で修理用パーツ（双子鉤）を製作する。口腔内で仮固定した修理用パーツを偏位、変形に注意して取り込み印象を行い、位置関係を記録する。
② 比熱の小さいコバルトクロム合金のレーザー溶接は、義歯床用金属材料のなかでは溶接修理の難度がやや高い。レーザー溶接修理を計画する際には、歯科技工士と適切なコミュニケーションを図る必要がある。

▶▶▶ 治療経過

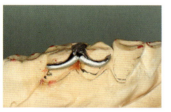
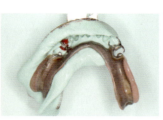

図3　製作したクラスプパーツを口腔内に試適し、パターンレジンで義歯の正しい位置に固定した後、取り込み印象を行う。

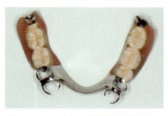
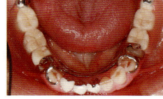

図4　レーザー溶接完成義歯　　図5　義歯装着咬合面観

設計の要点
① 義歯修理による預かり時間の短縮を図るため、あらかじめ修理用パーツの製作を行う。数時間の預かりのみで即日修理が可能となる。
② 正確な位置関係を再現するため、取り込み印象時には、義歯床粘膜面に印象材が流れこまないように注意する。印象撤去時には、義歯と印象体を一塊として撤去する。

問題解決のための新義歯製作の治療計画と留意点

❶ 破折の原因を特定する　→　破折面を観察し、原因が金属床の鋳造欠陥によるものかレストシートの形成量や支台歯の形態等の前処置の不足によるものかを診断し、適切な処置を行う。

❷ 修理用パーツの製作　→　患者が持参した破折片を溶接修理に応用した場合も、一定の溶接精度は確保される。しかしながら、修理後の安定した維持力を求める場合は、破折部付近に蓄積された疲労を除去し、修理用パーツを製作することが望ましい。

ワンポイント
レーザー溶接を成功に導くためには？
① 修理用パーツには、貫通溶接を想定した適切な接合面を付与する。
② レーザー溶接修理の点からは、熱伝導率が低く、ビーム吸収率の高いチタンのほうがコバルトクロム合金や白金加金よりも有利である。

Chapter 5
17 入れ歯が割れた

S 主訴：入れ歯が割れた。

主観的情報 義歯が何度も割れるため、安心して食事ができない。

患者情報 68歳・男性。
欠損：<u>5 4 3 2 | 4 5 6 7</u>
歯科的既往歴：約6年前に上顎左側大臼歯を歯根破折により抜歯、その後、右側に装着されていたブリッジが破折脱落し、一部の歯は歯根破折のため抜歯となった。約5年前に上顎に義歯を製作したが、頻繁に破折を繰り返しているという。
一般的既往歴：糖尿病と高血圧にて通院中であるが、歯科治療には支障がない。

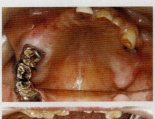
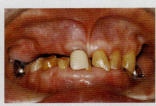
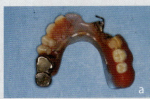
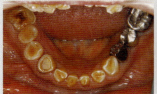
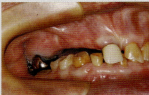
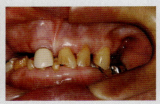
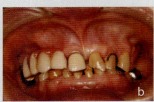

図1 口腔内写真

図2 義歯の写真
（a）咬合面観、（b）義歯装着時

主観的情報からの補綴的問題点（プロブレム）

❶ 約5年前に製作した義歯のくり返し生じる<u>破折の問題</u>。
❷ 残存歯の高度の咬耗による<u>低位咬合による問題</u>。

E プロブレムに沿った検査項目	O 観察記録
1 破折に関する検査 ① 支持に関する検査 　歯根膜支持 　粘膜支持 ② 把持に関する検査 　連結装置または義歯床形態 　ガイドプレーン・隣接面板 ③ 維持に関する検査 　維持力 ④ 義歯の強度に関する検査 　義歯材料 　補強線の有無	① 支持に関する検査 　右側の大臼歯部は咬合面が覆われており支持は十分、前方は不足している。 　残存歯数から床面積は適切。リラインが行われており適合は良好。 ② 把持に関する検査 　義歯床形態は馬蹄形で残存歯とレジンアップで接触している。 　十分なガイドプレーンと隣接面板の接触は得られていない。 ③ 維持に関する検査 　<u>7 6	2</u>の支台装置で維持力が得られており、維持に問題はない。 ④ 義歯の強度に関する検査 　レジン床義歯であり、強度は不足している。 　補強線が埋入されているが、位置は不良で破折防止の効果は低い。
2 低位咬合に関する検査 ① 残存歯の咬耗 ② 咬合高径	① 残存歯は高度に咬耗しているが、疼痛などの症状はない。 ② 低位咬合であり、補綴装置のクリアランスは不足している。旧義歯も臼歯部で約1mmの咬合挙上が行われている。

部分床義歯における高頻度プロブレムと問題解決

A 問題に対する原因／診断

1．破折の問題
① レジン床義歯では強度の不足が考えられる。
② 義歯のクリアランスが不足しており、これが破折の原因の一つと考えられる。

2．低位咬合による問題
① 症状はないが、残存歯に高度な咬耗があり、今後の対応を要する。
② 咬頭嵌合位を有するが、咬合の低下により適切な垂直的顎間関係の付与が必要である。

P 問題解決のための治療計画

1．破折の問題
① 義歯床および支台装置の破折に対しては、金属床義歯で対応する。強度が必要なためコバルトクロム合金を用いる。連結装置は馬蹄型とし、残存歯に接触させることで把持の強化を図る。
② クリアランス不足の改善のため、上顎のすべての残存歯を金属で被覆し咬合挙上を行うとともに、強力な支持とデンチャースペースの確保を図る。

2．低位咬合による問題
垂直的顎間関係の決定は、全部床義歯に準じて下顎安静位法を用いる。咬合関係については、旧義歯も参考にするが、咬合採得時ばかりでなく、ろう義歯試適時にも確認する。

▶▶▶ 治療経過

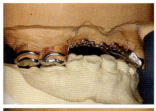
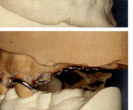
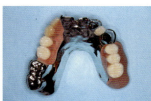
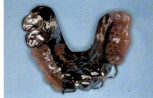
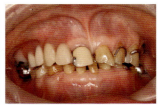
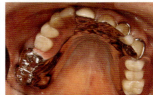

図3 製作したフレームワーク　図4 完成した金属床義歯　図5 義歯装着時

設計の要点
① 臼歯部には咬合面レストを設計し、前歯部舌側面は連結装置を接触させることで、支持と把持を得る。
② 咬合面レストおよび連結装置により、咬合挙上を図る。
③ 左側中切歯は形態的・審美的に通常のクラスプが設計しにくいが、維持より把持を求めて短い鉤腕を設計する。
④ コーピング部はメタル被覆により補強し、頬側にはループを設置して人工歯の脱離に備える。

問題解決のための新義歯製作の治療計画と留意点

❶ 咬合挙上 → 咬合挙上は人工歯・残存歯のすべてで行うのが基本である。義歯を用いて咬合挙上を行う場合は、義歯を外せば患者固有の咬合関係が再現されるようにする。レジン床義歯では破折しやすいため咬合挙上は困難。

❷ 挙上量 → 年齢、生活環境や習慣なども総合的に考えて判断する。最終義歯を製作する前に、旧義歯や治療用義歯を用いて挙上量の診断や最終義歯の設計を決定する。

ワンポイント
破折修理時の効果的な補強線の埋入方法は？
① 埋入する補強線は必ずアルミナサンドブラスト処理後にメタルプライマーを、レジン部分にはレジンプライマーを塗布して接着処理を行う。
② 補強線は破折線に直行して埋入する。補強線の長さは長いほうが効果的。
③ 補強線には、ステンレス鋼よりコバルトクロム合金製屈曲リンガルバーやパラタルバーのほうが、補強効果は高い。

17　入れ歯が割れた

Chapter 5
18 増歯修理

S 主訴：前歯がぐらつく。

主観的情報 前歯がぐらついている。食事しにくい。

患者情報 72歳・女性。
欠損：７６５４３１｜４５６
歯科的既往歴：上顎右側中切歯は歯周病により2カ月前に抜歯した。欠損部は抜去歯を利用し、両隣在歯にスーパーボンドで固定されている。｜５６ は約1カ月前に歯周病により抜歯されたが、人工歯の追加修理はされていない。上顎には約6年前に製作した部分床義歯が装着されている。
一般的既往歴：高血圧にて通院中であるが、コントロールされており、歯科治療には支障がない。

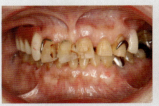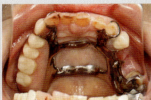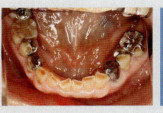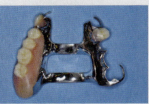

図1　口腔内写真　　　　　　　　　　　　　　　　　　図2　義歯の写真

主観的情報からの補綴的問題点（プロブレム）
❶ 抜歯と使用中の金属床義歯を用いた増歯修理の問題。

E プロブレムに沿った検査項目

1　抜歯と増歯修理に関する検査
① 前歯部の検査
　　歯周ポケット、動揺度
　　エックス線
　　歯列
② 使用義歯の検査
　　前歯部
　　臼歯部
　　義歯の設計
　　義歯の維持、安定
③ 預かれる時間

O 観察記録

① 前歯部の検査
　　２｜１ の歯周ポケットは7mm以上、動揺度は2～3度。
　　２｜１ の歯槽骨の吸収は高度。
　　｜１２ 間にスペースがあり、２｜１ が唇側傾斜。
② 使用義歯の検査
　　義歯床縁は前歯部舌側を被覆していない。
　　左側臼歯欠損部に人工歯がない。
　　中、後パラタルバーを使用した金属床義歯であり、適合は良好である。
　　２｜３７ に支台装置があるが、２｜は動揺が大きい。
③ スペアの義歯はない。

A 問題に対する原因／診断

抜歯と使用中の金属床義歯を用いた増歯修理の問題
① 前歯部（２｜１）は歯槽骨の吸収が著しく、保存困難であるため抜歯の適応である。
② 義歯の適合、安定は良好であったため新義歯製作ではなく、まず増歯修理が考えられる。
③ 前歯部の増歯修理には床の拡大が必要なため、あらかじめ修理用パーツを製作することを検討する。
④ 臼歯欠損部は大きな咬合力が加わるため、修理部位が脱離しない設計が必要である。
⑤ 支台歯（２｜）を抜歯するため、残存歯に把持を求め、義歯の安定を改善する必要性がある。
⑥ 義歯を長期に預かれないため、直接法か間接直接法（抜歯当日の即日修理）による修理が考えられる。

P 問題解決のための治療計画

	治療室	技工室
1日目	義歯を装着し、取り込み印象	①作業模型の製作後、咬合器装着 ②増歯部位の模型削合
	増歯部分の設計	①前臼歯部の増歯用パーツの製作 ②人工歯保持のための維持ループの製作

	治療室	技工室
2日目	抜歯後、前歯部の増歯パーツを口腔内で仮固定後に取り込み印象	①作業模型の製作後、前歯部の増歯用パーツを固定 ②維持ループを義歯にレーザー溶接 ③臼歯部の増歯用パーツを固定 ④研磨
	口腔内装着、粘膜調整材貼付	

▶▶▶ 治療経過

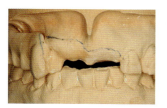

図3　増歯部位の削合

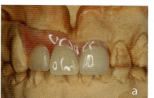
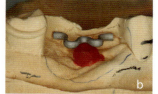

図4　増歯用パーツと維持ループの製作。(a) 前歯部、(b) 維持ループ、(c) 臼歯部

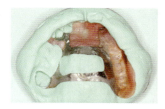

図5　前歯部の増歯用パーツを口腔内で試適、仮固定後に取り込み印象

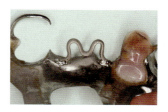

図6　維持ループをレーザー溶接

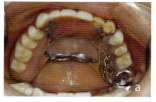
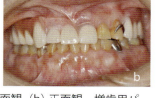

図7　義歯装着口腔内。(a) 咬合面観、(b) 正面観　増歯用パーツはフレームワークにサンドブラスト処理、メタルプライマーを塗布して即時重合レジンで固定した。

問題解決のための新義歯製作の治療計画と留意点

❶ 増歯修理 ➡ 現在使用中の義歯が対象であるため「即日修理」か「預かり修理」を決定する必要がある。本症例のように義歯の預かりが困難で義歯に維持ループなどを追加する場合は間接直接法が有効である。間接直接法は直接法と間接法の両者の中間的な特徴を備えており、作業模型上で修理に必要な増歯部分をあらかじめ製作しておき、チェアサイドで義歯に組み込む修理法である。義歯を預からなくてよいこと、咬合圧下で操作が可能なことなど利点が多く、ある程度の永続的な使用が期待できる。また、金属床義歯の修理や改造は、従来のろう付け法よりもレーザー溶接法が時間を短縮でき、周辺のレジンも劣化させないため、修理の幅も広い。

ワンポイント

金属床義歯の有効な増歯修理法は？

① フレームワークとの接着面積が小さい：維持ループ、格子などを製作しておき、人工歯の脱離を防止する。メタル部分をスチームクリーナーで洗浄後、アルミナサンドブラスト処理を行いレーザー溶接する。

② フレームワークとの接着面積が大きい：アルミナサンドブラスト処理後、メタルプライマーを塗布し、金属部分をレジンで包含する。

18 増歯修理

Chapter 5

19 　支台歯のクラウンが取れた・義歯に合わせたクラウン

S　主訴：バネのかかった歯が咬むと痛い。

主観的情報　右上の入れ歯のバネがかかる歯が咬むと痛い。

患者情報　68歳・女性。

欠損： 432｜
　　　7654｜67

歯科的既往歴：約3年前に当院にて上下顎金属床義歯を製作し、現在まで問題なく使用している。疼痛が生じた 5｜ は10年以上前にレジン前装冠を装着したが、1週間ほど前より咀嚼時に疼痛が生じるようになった。

一般的既往歴：全身的に特記すべき事項はない。

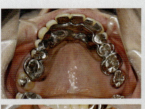
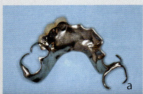
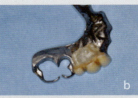
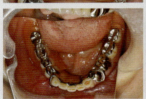
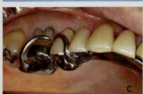
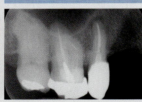

図1　口腔内写真

図2　義歯の写真
（a）咬合面、（b）基底面、（c）義歯装着時

図3　5｜ のエックス線写真

主観的情報からの補綴的問題点（プロブレム）

❶ 義歯の支台歯となっている**クラウンを再製作する問題**。
❷ 使用中の義歯に合わせた**クラウンの製作法に関する問題**。

E　プロブレムに沿った検査項目　　O　観察記録

プロブレムに沿った検査項目	観察記録
1　義歯に関する検査 支持・把持・維持に関する検査	義歯は現在まで良好に使用されており、破折等の問題もなくこのまま使用可能である。支持・把持・維持ともに問題がない。
2　患歯に関する検査 ① 5｜ 歯周組織検査およびう蝕の検査 ② 症状 ③ エックス線検査	① 動揺度は0度、ポケット最深部の深さは3mmで、レジン前装冠のマージン部に二次う蝕が認められる。周囲歯肉の発赤、腫脹は認められない。 ② 冷水痛（−）、温熱痛（−）、咬合痛（+）だが、自発痛はない。 ③ 根尖部に透過像を認める。破折線などは認められない。

A　問題に対する原因／診断

1．義歯の支台歯となっているクラウンを再製作する問題
　支台歯となっている 5｜ は急性根尖性歯周炎と診断され、冠を除去して根管治療を行う必要がある。

2．製作法に関する問題
　① 使用中の義歯に問題はなく、義歯に合わせた歯冠修復を行う必要がある。
　② 義歯に合わせた歯冠修復の方法には従来より行われているレジンパターン調整法、可動式コアー調整法などがあるが、いずれにしても高い製作精度が必要である。

P 問題解決のための治療計画

1．義歯の支台歯となっているクラウンを再製作する問題
① 5̄ にはクラスプが設置されており、歯冠修復後も義歯の適合や維持力に支障がないようにクラウンを製作する必要がある。
② クラウンの再製作は支台歯という条件を考慮し、材料を選択する必要がある。

2．クラウンの製作方法
① クラスプ内面情報の印記と基礎歯冠形態の製作
支台歯模型上で常温重合レジン（パターンレジン）にて厚み約0.5〜0.7mmで製作したコーピングを用い、口腔内にてクラスプやレスト、金属床のメタルアップ部内面を印記する。
クラウンの製作は、マージン部の回復後、クラスプやレスト、金属床内面の印記面を残しながら解剖学的な歯冠形態に修正し、クラスプの下腕が維持力を発揮するようワックスアップを行う。

② CAD/CAMを用いた製作法
模型製作後、光学式スキャナーで支台歯形状データを採得する。次にクラスプの内面形態を印記したコーピングに解剖学的形態をワックスアップした歯冠形態をスキャンする。クラスプの印記面を保存しながらCADを用いて歯冠形態の調整を行い、適切なアンダーカット域を規定した歯冠形状データを作成する。完成したデータをもとにCAMによる切削加工にてクラウンを製作する。

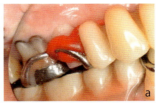
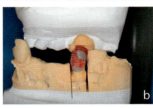

図4　クラスプ内面の印記（a）レジンコーピング上に、クラスプ内面を印記。（b）クラスプ印記面を残したワックスアップ

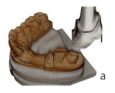 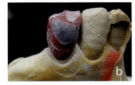 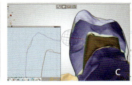 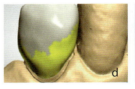 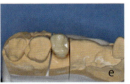

図5　CAD/CAM冠の製作方法。（a）支台歯のスキャン、（b）クラウンのワックスアップ、（c）断面図による豊隆部の調整、（d）アンダーカット域（黄色い部分）の調整、（e）完成したCAD/CAM冠

▶▶▶ 治療経過

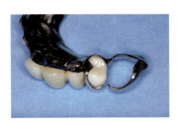 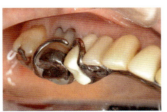

図6　完成したCAD/CAM冠と合着後の口腔内写真

設計の要点
患者はクラウンの再製作後も現義歯の継続使用を希望した。CADソフトでセメントラインの厚みを100μmに、クラスプの維持力を得るための鉤尖部のアンダーカット量を0.2mmに調整した。完成したデータを用いて、ジルコニアブロックから切削加工されたクラウンを焼成し、研磨を行った。

問題解決のための新義歯製作の治療計画と留意点

❶ 部分床義歯の支台歯の歯冠修復（サベイドクラウン）▶ パーシャルデンチャーの支台歯となる歯の歯冠修復では、支台歯形成の前に義歯設計を行い、支台装置の設置に理想的な歯冠形態を付与することが有効である。ガイドプレーンとレストシートの付与、着脱方向に合わせた鉤尖部のアンダーカット量の指示、設計予定の支台装置や使用金属の種類等について、あらかじめ技工指示書に記載する。

ワンポイント
支台装置が設置されている歯の修復治療オプション
① 再修復後に義歯の新製
② 再修復後に支台装置を新製し、義歯修理
③ 支台装置に合わせた修復物の製作
④ 可能であれば、根管治療を咬合面からアプローチし、充塡で対処する。

Chapter 5 - 20　義歯を装着するスペースがない

S　主訴：左下の一番後ろの歯が痛い。

主観的情報　⌈5 の咬合痛。

患者情報　65歳・女性。

欠損：4￣￣4 / 765￣67

歯科的既往歴：10年前に下顎臼歯部の歯根破折によって大臼歯部を抜歯し、部分床義歯を装着するが、同時期に上顎前歯部のブリッジが歯根破折によって脱離し、支台歯は抜歯となった。現在使用している義歯は5年前に製作したが摩耗が激しく、顎が疲れるとのこと。⌈5 は2カ月前に 5⌉ を抜歯してから咬合痛を自覚した。

一般的既往歴：うつ病にて通院中で、投薬を受けている。歯科治療には問題ない。

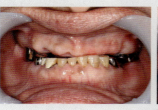 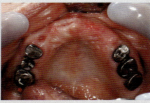 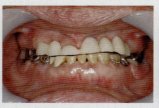 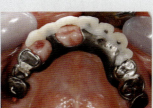
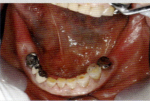 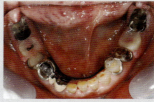

図1　初診時口腔内写真

図2　旧義歯を装着した口腔内写真

主観的情報からの補綴的問題点（プロブレム）

1. 上下顎左側第二小臼歯に**負担過重**である。
2. 上下顎義歯ともに**支持が十分ではない**。
3. 咬合は残存歯歯冠長が著しく短く、**咬合平面が不正**である。
4. 義歯の把持、維持は支台装置、義歯床によって発揮している。

E　プロブレムに沿った検査項目

① 咬合支持
② 義歯の支持性の診察

③ 咬合に関する検査
　残存歯の長径
　咬合平面
　視診

O　観察記録

① 残存歯は左側の第二小臼歯のみ接触する。
② 上顎は義歯床被覆範囲が十分ではない。レストの設計が不十分である。下顎は義歯床が臼歯後隆起を被覆していない。

残存歯の咬耗は下顎前歯で著明で、装着されている歯冠補綴物の歯冠長径は短い。
下顎前歯部の咬耗と上下顎歯冠補綴物の長径が短い。
HIP平面は義歯と残存歯から構成される平面は平行ではない。
下顎前歯切縁と臼歯後隆起から構成される咬合平面とは一致しない。
歯頸線を結ぶ線は上下顎で平行性を観察できない。
上下顎欠損部顎堤頂の平行性は観察できない。

A 問題に対する原因／診断

① アイヒナーの分類 B3 である。
② 義歯の支持性が不足している。
③ 咬合平面が不正である。
④ 補綴間隙（デンチャースペース）が狭小である。

P 問題解決のための治療計画

すべての問題点に関して補綴装置を装着するスペースを確保することが前提になる。

1．咬合挙上について

① 安静空隙を利用した段階的咬合挙上。
② ポッセルトの図から後方限界運動路の終末蝶番軸の範囲を利用して、最終補綴で一度に挙げる。本例に関してはこちらを選択した。

2．支持性の向上に関して

① 上顎義歯は顎堤による支持性と、人工歯および歯冠の高径を補足するため金属にて製作する咬合面被覆レストを設置することにより支持性を向上させる。
② 下顎遊離端義歯はオルタードキャスト法にて印象採得を行い、義歯床による支持を最大限に期待する。
③ 咬合平面の是正に関しては、最も侵襲の少ない可撤性義歯の構成要素にて行う。
④ 把持は小連結子によって発揮される。維持は残存歯冠のアンダーカットにクラスプを設計する。

▶▶▶ 治療経過

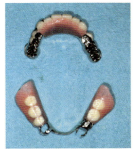

図3 装着した新義歯咬合面観

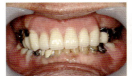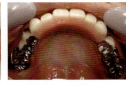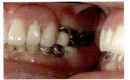
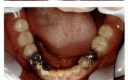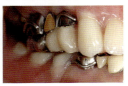

図4 新義歯装着時の口腔内写真

問題解決のための新義歯製作の治療計画と留意点

❶ 旧義歯の診察、問題点の抽出 → 咬合高径の診察。
❷ 予備印象 → サベイング
❸ マウスプレパレーション・機能印象 → 支持、把持、維持が十分発揮されるよう残存歯の形態修正を確実に行う。
❹ フレームワーク試適、咬合採得（フェイスボウトランスファー、BT）、オルタードキャスト印象法 → 義歯床での支持の発現。
❺ 人工歯排列試適 → 前歯部を排列して、咬合高径を変化させたときは必ず審美性の確認をしてもらう。
❻ 完成義歯セット
❼ リコール

設計の要点

咬合平面の設定に関しては、①残存歯から想定される咬合平面。② HIP 平面。③下顎前歯切縁と臼後隆起を結ぶ三角。④片側ごとの歯頸部を結ぶ線。④上下顎欠損顎堤頂の平行性、これらを参考にして、審美性の問題と同時に解決する必要がある。

ワンポイント

審美性も重要

咀嚼困難や発音不良を訴えて来院した患者でも最後は審美性を気にするものである。咬合高径が改善されると大きく変わるのは顔貌である。この顔貌が受け入れられるかどうかが、義歯を受け入れるかどうかの決め手になることが多々ある。

索 引

欧文索引

C
CAD/CAM　135

H
HIP 平面　136

I
IARPD（Implant Asisted Removable Partical Denture）　51
IOD　75

Q
QOL　129

S
S 状隆起　117

W
Willis 法　58

和文索引

ア
アイヒナーの分類　84, 137
預かり修理　133
安静空隙　54, 59, 70, 77, 137
安静空隙量　65, 67, 71
アンダーカット　88, 123, 125, 135, 137
アンチモンソン　72
安定　3

イ
囲繞性　88
維持　3
維持不良　61, 128
維持力　61, 92, 114
維持ループ　133
維持腕　105, 120
板状アーム　107
異物感　126
医療面接　11, 12
違和感　70, 108, 126
インサイザルハロー　124

ウ
浮き上がり　48, 82

エ
遠心回転　88

オ
嘔吐反射　70, 121
オーバーデンチャー　51, 123
オーラルジスキネジア　30
オクルーザルインディケーターワックス　36
オトガイ筋　35
オトガイ孔　74
オトガイ神経麻痺　75
オルタードキャスト法　101, 137

カ
加圧印象　101, 103
加圧箇所　23
加圧と受圧　84
外斜線　54
回転沈下　22, 115
ガイドプレート　87
解剖学的ランドマーク　48

潰瘍　21, 31, 83
下顎安静位　24
下顎安静位法　131
下顎位　84, 113
下顎偏位　113
顎関節症　111
顎機能障害　113
顎舌骨筋　35
顎堤　16, 28
顎堤形態　84
顎堤粘膜　88
下口唇の麻痺　74
過重負担　107
画像検査　111
緩圧　61
間接支台装置　88, 93
カンペル平面　42
顔貌　24

キ

義歯修理　89
義歯床　82, 88, 120
義歯床縁　4, 126
義歯床形態　130
義歯床研磨面　35, 117
義歯床面積　23, 84
義歯床用材料　128
義歯性線維症　38
義歯設計　91
義歯の安定　104
義歯の維持　92
義歯の回転沈下　122
義歯の支持　82
義歯の動揺　91, 97
拮抗腕　120
機能印象　105, 137
客観記録　2, 4
キャップクラスプ　89
旧義歯　103
臼後隆起　55
臼歯人工歯排列　118
吸収不全　28
頬舌回転　88
頬棚部　105
魚尾状運動　88
筋圧形成　39
筋圧中立体　35
金属咬合面　115
金属構造義歯　111, 121
金属床義歯　109, 117, 128
筋突起　28

ク

クラスプ　88, 135, 137
クラスプの破折　128

ケ

欠損部顎堤　114, 122, 136
研究用模型　91
検査　4
研磨面　8

コ

口蓋小窩　35
光学式スキャナー　135
口渇　29
口腔底　20
咬合関係　4, 112, 114
咬合挙上　131, 137
咬合検査　5, 84
咬合高径　8, 58, 71, 97, 110, 122, 130, 137
咬合支持　136
咬合支持域　84
咬合接触音　36
咬合接触点　112
咬合平面　54, 71, 84, 109, 112, 119, 122
咬合保持　111
咬合面再構成　22, 79
咬合面レスト　131
咬合力　85
交叉咬合排列　118
剛性　88, 117
構成要素　32, 61
咬頭嵌合位　24, 112, 122
咬耗　73, 111, 120, 136
口輪筋　34, 35
コーヌスクローネ　51
コーピング　131
ゴシックアーチ　78
鼓状効果　91
骨隆起　38, 72, 112
コバルトクロム合金　121, 128
コルベン状　35
コンビネーションシンドローム　50
コンビネーションスプリント　113

サ

最終義歯　117
サブガイドプレーン　97, 127
サベイドクラウン　135
サベイライン　89
サベイング　137
サンドブラスト処理　133

シ

シェード　125
歯冠／歯根長比　92
歯頸線　124, 136
歯根膜　88
歯根膜支持　88, 130
支持　3, 82, 111
支持域　5, 19
支持面積　19
歯槽頂線　24
歯槽頂部　23
支台歯　96
支台歯間線　85, 97
支台装置　83, 112, 120, 123
支台装置に合わせた修復物の製作　135
歯肉退縮　125
重合　23
習癖　29
修理用パーツ　129
主訴　3
上咽頭収縮筋　35
床縁形態　23
常温重合レジン　39, 89, 121, 135
上顎結節　28
床下粘膜　84
床粘膜面　4
床辺縁　5, 8
小連結子　137
褥瘡性潰瘍　54
シンギュラムバー　89
シンギュラムレスト　89
人工歯　111, 125
人工歯の被蓋関係　117
診断　6, 7
審美障害　121
審美性　120

ス

推進現象　26
垂直的顎間関係　131
水平被蓋　55, 68
スマイリングライン　26, 65
スマイルライン　26, 124
すれ違い咬合　110, 116, 119, 122

セ

正常排列　118
舌　28
舌下腺部の辺縁封鎖　49
切歯乳頭　67, 68
前歯人工歯の大きさ　26
前処置　91

ソ

早期接触　35, 36
増歯修理　132
即時義歯　116
即時重合レジン　119
即日修理　133
側方ガイド　118
咀嚼機能　111
咀嚼終末相　24

タ

第1種てこ　41
ダイナミック印象　105
大連結子　82
唾液　28
唾液流出量　16

チ

チェックバイト　61
遅延材　32
中間欠損　84
中心位　50
長径　26
聴診　44
直接リライン　79
治療用義歯　74, 75, 113, 117

テ

低位咬合　130
適合検査　114
適合検査材　82
テクスチャー　124
デンチャースペース　77, 97, 131
デンチャープライマー　49

ト

閉ざされた質問　12
トランスルーセント　124
取り込み印象　129, 133

ナ

軟質リライン材　75, 121

ニ

ニュートラルゾーン　77
認知行動療法　113

ネ

熱可塑性樹脂　121
粘膜支持　130
粘膜面適合　5

ハ

パウンドライン　24, 42
把持　3, 88
把持腕　100, 120
パターンレジン　121, 129, 135
発音　76
バッカルシェルフ　78
発語障害　117
発語明瞭度検査　116
ハミュラーノッチ　28
パラトグラム検査　116
パラファンクション　112

ヒ

被圧変位性　84, 88
ビーディング　71, 83
被蓋　116, 118
ピッチング　88
評価　6
開かれた質問　12
びらん　31, 83
ピンクエステティック　124

フ

フェイスボウトランスファー　137
不随意運動　29, 30
負担能力　104
幅径　26
プラークコントロール　121
ブラキシズム　107, 112
フラビーガム　38, 61, 72
フルバランスドオクルージョン　53
ブレーシングアーム　87
フレームワーク　121, 133
プロビジョナルレストレーション　127
プロブレムリスト　2, 8

ヘ

ペースト系適合材　32
辺縁封鎖　20, 52
片側処理　96
片側性咬合平衡　5, 41, 51

ホ

補強線　117, 120, 126
補綴学的な言葉　3, 16
補綴間隙　137
補綴的前処置　101
ホワイトエステティック　124
ホワイトシリコーン　32

マ

マウスプレパレーション　137

モ

モールド　26, 125
モデリングコンパウンド　55

ユ

遊離端欠損　84, 88, 113

ヨ

ヨーイング　88
翼突下顎縫線　35

リ

リコール　137
リジッドサポート　51, 109, 113, 127
リップサポート　66
リップライン　124
リテーナー義歯　111, 122
リベース　23, 32
リマウント　61
両側性平衡咬合　5, 24, 41, 44, 51, 67
リライン　23, 32, 122
リリーフ　60
リンガライズドオクルージョン　49, 53, 55
リンガルプレート　90
隣接面板　102, 112, 130

レ

レーザー溶接　129, 133
レジンアップ　116
レジンクラスプ　121
レスト　82, 87, 88, 110
レストシート　82, 83, 89, 113, 128
レトロモラーパッド　29, 42, 54
連結強度　87
連結装置　88, 112, 130, 131
連続切縁レスト　111

ロ

ローリング　88

ワ

ワイヤークラスプ　88

この度は弊社の書籍をご購入いただき、誠にありがとうございました。
本書籍に掲載内容の更新や訂正があった際は、弊社ホームページ「追加情報」
にてお知らせいたします。下記のURLまたはQRコードをご利用ください。

http://www.nagasueshoten.co.jp/extra.html

困ったときにSEOAPで解決
有床義歯トラブルシューティング

ISBN 978-4-8160-1337-9

Ⓒ 2018. 2. 20　第1版　第1刷

編　　　集	河相安彦　水口俊介
	大久保力廣　横山敦郎
発 行 者	永末英樹
印 刷 所	株式会社 サンエムカラー
製 本 所	新生製本 株式会社

発行所　株式会社 永末書店

〒602-8446　京都市上京区五辻通大宮西入五辻町69-2
(本社) 電話 075-415-7280　FAX 075-415-7290　(東京店) 電話 03-3812-7180　FAX 03-3812-7181
永末書店 ホームページ　http://www.nagasueshoten.co.jp

＊内容の誤り、内容についての質問は、弊社までご連絡ください。
＊刊行後に本書に掲載している情報などの変更箇所および誤植が確認された場合、弊社ホームページにて訂正させていただきます。
＊乱丁・落丁の場合はお取り替えいたしますので、本社・商品センター(075-415-7280)までお申し出ください。

・本書の複製権・翻訳権・翻案権・上映権・譲渡権・貸与権・公衆送信権（送信可能化権を含む）は、株式会社永末書店が保有します。

JCOPY ＜(社)出版者著作権管理機構 委託出版物＞

本書の無断複写は著作権法上での例外を除き禁じられています。複写される場合は、そのつど事前に、(社)出版者著作権管理機構（電話 03-3513-6969、FAX 03-3513-6979、e-mail: info@jcopy.or.jp）の許諾を得てください。